冯世纶经方医话

冯世纶 著

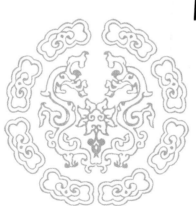

中国中医药出版社
·北京·

图书在版编目（CIP）数据

冯世纶经方医话 / 冯世纶著 . —北京：中国中医
药出版社，2020.6（2022.11 重印）
ISBN 978-7-5132-6172-2

Ⅰ . ①冯…　Ⅱ . ①冯…　Ⅲ . ①经方女—汇编
Ⅳ . ① R289.2

中国版本图书馆 CIP 数据核字（2020）第 049717 号

中国中医药出版社出版

北京经济技术开发区科创十三街 31 号院二区 8 号楼
邮政编码　100176
传真　010-64405721
河北品睿印刷有限公司印刷
各地新华书店经销

开本 710×1000　1/16　印张 9　字数 156 千字
2020 年 6 月第 1 版　2022 年 11 月第 2 次印刷
书号　ISBN 978 – 7 – 5132 – 6172 – 2

定价　39.00 元
网址　www.cptcm.com

服 务 热 线　010-64405510
购 书 热 线　010-89535836
维 权 打 假　010-64405753

微信服务号　zgzyycbs
微商城网址　https://kdt.im/LIdUGr
官 方 微 博　http://e.weibo.com/cptcm
天猫旗舰店网址　https://zgzyycbs.tmall.com

如有印装质量问题请与本社出版部联系（010-64405510）

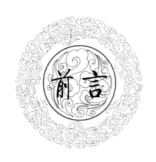

　　章太炎曰:"中国医药,来自实验,信而有征,皆合乎科学,中间历受劫难。一为阴阳家言,掺入五行之说,是为一劫;次为道教,掺入仙方丹药,又一劫;又受佛教及积年神鬼迷信影响;又受理学家玄空推论,深文周内,离疾病愈远,学说愈空,皆中国医学之劫难。"这是生活于半殖民地半封建社会中的国医的生存及学术状态。

　　中医因历受劫难,存在的问题也就多,最突出的是对医经和经方认识的混乱。中华人民共和国成立后,国家发展中医,中医事业的大发展也促进了学术的发展。经考证已知,自医巫分家,大约在上古神农时代,中医就形成了医经和经方两家。两家形成的主要原因是由于原创思维理论的不同,即经方主要理论是八纲,辨证主要依据症状反应;医经主要理论是脏腑经络、五行六气,辨证主要侧重于病因。遗憾的是,"以经释论"的误读传统的出现,遂致认识经方理论的混乱不清,也因此引起有志于经方医学研究者的质疑和探讨,近来形成了经方热浪潮。

　　学习经典文献,认识经方,是必不可少的功夫。通过临床认识经方、体验经方亦必不可少。尤其是本人又通过教学,师生互相讨论，更加深了对经方的认识。在几十年的经方学习、思考、临床、总结之中，本人产生了诸多有感而发、切合临床的"医话"。讲授给学生之余，本人还写成文章，发表在不同期刊杂志、报纸上。这些经方医话，通过整理、归类、分析，总结为三个部分，分别为经方疗法精讲、条文方证解疑、临床经验举隅，试图展现本人在不同时期、不同阶段对经方观点的思考，展现本人对不同条文、方证的再研究解读过程，并附相应的经方验案，以期为读者示例经方辨证对临床的指导，冀望对继承和弘扬经方有所启迪。

冯世纶

2020 年 3 月

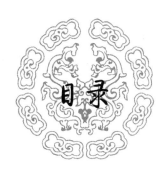

目录

第三部分　临床经验举隅

第一部分 经方疗法精讲

第一节 胡希恕提出经方辨证依据症状反应

众所周知，辨证论治亦称辨证施治，是中医治病一大特色，但是要回答怎样辨证，各派纷呈，莫衷一是，其中又有经方（以《伤寒论》为代表）与医经（以《黄帝内经》为代表，以下简称《内经》）两大理论学体系的不同，欲究其详，须与同道共同探讨取得共识。胡希恕先生在 20 世纪 60 年代即提出，经方治病辨证主要依据症状反应，请大家看一看胡老对经方辨证的见解。

一、经方治病理论源于症状反应

经方的发展史和理论，主要是根据症状反应总结的治病经验。20 世纪 60 年代，胡希恕曾论述道："中医治病，辨证而不辨病，故称这种治病的方法，谓为辨证施治，亦称辨证论治，我认为称辨证施治为妥。中医之所以辨证而不辨病，这与它的发展历史分不开的，因为中医的发展远在数千年前的古代，当时既没有进步科学的依据，又没有精良器械的利用，故势不可能有如近代西医面向病变的实质和致病的因素，以求诊断和治疗，而只能凭借人们的自然官能，于患病机体的症状反应上，探索治病的方法。"由这一论述可知，胡希恕提出经方辨证依据症状反应，是源自于经方发展史。

许多考证说明，经方起源于上古神农时代。古人生活于大自然环境中，逐渐适应环境、认识大自然，体悟"人法地，地法天，天法道，道法自然"之理。自然有寒、热、温、凉的气候变化，人体亦有相应的变化。古人从生活上认识到"寒者，热之；热者，寒之"寒热阴阳之理，基础理论即用八纲。生活中难免疲劳受寒，引起头痛、恶寒、发热等症状，最多见者当属外感一类疾病，若遇在表的证，用相对应的解表发汗药物，如生姜、葱白、麻黄、桂枝等，积累了治疗表证的经验。有的病经发汗或未经治疗而愈，但有的病未愈而入于里，这时不能再用发汗法治疗，而是应用治里的药物。又因里证分阴阳，里热者，用清里热药，如黄芩、石膏、大黄等；里虚寒者，用温补药，如干姜、人参、附子等。这样根据症状反应治病，经过长期临床实践，形成了完整的理论体系。

经方发展史说明了经方治病是依据患者身体出现的症状，经过八纲辨证用药。这一治病特点记载于《汉书·艺文志》："经方者，本草石之寒温，量疾病之浅深，假药味之滋，因气感之宜，辨五苦六辛，致水火之齐，以通闭解结，反之于平。及失其宜者，以热益热，以寒增寒，精气内伤，不见于外，是所独失也。"这一记载，实际表明了经方的起源和经方医学的特点，即经方起源于神农时代，起初辨证用八纲，依据患病人体出现的症状，用相对应的药物治疗。此即胡老所说的"于患病机体的症状反应上，探索治病的方法"，也就是说经方治病理论，主要来源于症状反应的经验总结。

二、经方辨证依据症状反应

张仲景所著的《伤寒论》（赵开美本，以下同）和《金匮要略》全部内容体现了辨证主要依据症状反应。《伤寒论》中六经的证名是以症状反应命名的，如太阳病，是指人患病后，症状表现为"脉浮，头项强痛而恶寒"一类在表的阳证，是与少阴病相对在表的阳证；少阴病，是指人患病后，症状反应为"脉微细，但欲寐"一类在里的阴证，是与太阳病相对在里的阴证；少阳病，是指人患病后，症状反应为"口苦、咽干、目眩"一类在半表半里的阳证，是与厥阴病相对在半表半里的阳证；厥阴病，是指人患病后，症状反应为"消渴，气上撞心，心中疼热，饥而不欲食，食则吐蛔"一类在半表半里的阴证，是与少阳相对在半表半里的阴证；阳明病，是指人患病后，症状反应为"胃家实"一类在里的阳证，是与太阴病相对在里的阳证；太阴病，是指人患病后，症状反应为"腹满而吐，食不下，时腹自痛，自利益甚，若下之，必胸下结硬"一类在里的阴证，是与阳明病相对在里的阴证。可知，张仲景书中的六经不是经络脏腑的概念，而是症状反应的八纲概念，故胡希恕据此提出《伤寒论》的六经来自八纲，即是由张仲景书中的辨证方法得出的。

三、确定病证名

上述六经证如此，张仲景书中所举的病证，皆是以症状反应所定。如太阳中风为"太阳病，发热，汗出，恶风，脉缓者"；太阳伤寒为"太阳病，或已发热，或未发热，必恶寒体疼呕逆，脉阴阳俱紧者"；温病为"太阳病，发热而渴，不恶寒者"。每个条文，每个病证名也是由症状反应所定，章太炎对此深有评价："伤寒、中风、温病诸名，以恶寒、恶风、恶热命之，此论其证，非论其因，是仲景所守也。"既标明经方辨证特点，亦强调了经方病证名的定义，这不同于《内经》的审因辨证，病因病名突显与《内经》的区别。这里有必要简略说明一下，张仲景的书是经方医学，是不同于以《内经》为代表的医经医学，王叔和用《内经》注释张仲景的书，认为中风是中于风，伤寒是伤于寒，温病是伤于热、伤于温，其辨证用病因辨证，造成了许多误读。

四、判断六经传变

《伤寒论》在篇首就论述了怎样判断病情传变与否，如第 4 条："脉欲静者，为不传；颇欲吐，若躁烦，脉数急者，为传也。"又如第 5 条："伤寒二三日，阳明、少阳证不见者，为不传也。"其非常明确，根据症状反应判定传变与否，与《内经》六经传变之说明显不同。章太炎曾指出：《伤寒论》的六经不同于《内经》之十二经脉之含义……王叔和对《伤寒论》传经，强引《内经》一日传一经，误也。因仲景并无是言。"这里说明，张仲景的书中所指辨证不是根据经络脏腑辨证，而是根据症状反应辨证。

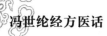

五、辨方证

张仲景所著的《伤寒论》和《金匮要略》中主要有 260 多个方证，每个方证的组成主要由症状反应的证和相对应治疗的药，不同于后世的方剂。方证是经方理论的重要组成之一，是经方辨证施治的关键。胡希恕特别强调指出："六经和八纲，虽然是辨证的基础，并且于此基础上，可制定施治的准则，有如上述，不过若说临证的实际应用，这还是远远不够的，例如太阳病依法当发汗，但发汗的方剂为数很多，是否任取一种发汗药即可用之有效呢？我们的答复是不行、绝对不行，因为中医辨证，不仅仅要辨六经八纲，而更重要的是还必须通过它们，以辨方药的适应证。太阳病当然须发汗，但发汗必须选用适应整体情况的方药，如更具体地讲，即除了太阳病的一般特征外，还要细审患者其他情况，选用全面适应患者病情的发汗药，这才可能取得预期的疗效。如太阳病，若发热、汗出、恶风、脉缓者，则宜与桂枝汤；若无汗出、身体疼痛、脉紧而喘者，则宜与麻黄汤；若项背强几几、无汗、恶风者，则宜与葛根汤；若脉浮紧、发热、恶寒、身疼痛、不汗出而烦躁者，则宜与大青龙汤……以上诸方，虽均属太阳病的发汗方剂，但各有其固定的适应证，若用得其反，不但无益，反而有害。方药的适应证，即简称为方证，某方的适应证，即称之为某方证，如桂枝汤证、麻黄汤证、葛根汤证、大青龙汤证、柴胡汤证、白虎汤证等。方证是六经八纲辨证的继续，即辨证的尖端，中医治病有无疗效，其主要关键就在于方证是否辨证正确。"即经方辨证施治，治病最终要落实到方证上，而辨方证，主要依据症状反应。

六、判定疾病的预后

张仲景书中判定疾病的轻重，主要依据症状反应，如《伤寒论》第 153 条："太阳病，医发汗，遂发热恶寒，因复下之，心下痞，表里俱虚，阴阳气并竭，无阳则阴独。复加烧针，因胸烦、面色青黄、肤眲者，难治；今色微黄，手足温者，易愈。"判定疾病转归依据症状反应，如第 47 条："太阳病，脉浮紧，发热，身无汗，自衄者愈。"第 145 条："妇人伤寒，发热，经水适来，昼日明了，暮则谵语，如见鬼状者，此为热入血室。无犯胃气及上二焦，必自愈。"判定病情严重程度依据症状反应，第 295 条："少阴病，恶寒身蜷而利、手足逆冷者，不治。"第 296 条："少阴病，吐利、躁烦、四逆者，死。"这里要注意的是，后世注家认为《伤寒论》有病愈时间规律说，如《伤寒论》讲六经欲解时的条文：第 9 条、193 条、272 条、275 条、291 条、328 条。胡希恕明确了判断疾病的轻重预后是依据症状反应，而不是依据时间变化，故指出："此附会运气之说，不可信。"章太炎指出："中国医药，来自实验，信而有征，皆合乎科学，中间历受劫难。一为阴阳家言，掺入五行之说，是为一劫；次为道教，掺入仙方丹药，又一劫；又受佛教及积年神鬼迷信影响；又受理学家玄空推论，深文周内，离疾病愈远，学说愈空，皆中国医学之劫难。"（《章太炎全集》）其中"理学家玄空推论"指魏晋南北朝后加入张仲景书中的玄学运气内容，六经欲解时明显不属经方内容。

七、经方重视病因辨证

胡希恕在《经方辨证施治概论》中，强调了经方辨证主要依据症状反应，但亦强调了病因辨证，特列一章《论食水瘀血致病》，书中指出："食、水、瘀血三者，均属人体的自身中毒，为发病的根本原因，亦是中医学的伟大发明，因特提出讨论。"这一论述实际来自于张仲景书中的有关条文。如《金匮要略·腹满寒疝宿食病脉证治》第 25 条："脉紧如转索无常者，有宿食也。"此强调有宿食。《伤寒论》第 174 条："伤寒八九日，风湿相搏，身体疼烦，不能自转侧，不呕、不渴，脉浮虚而涩者，桂枝附子汤主之；若其人大便硬，小便自利者，去桂加白术汤主之。"此强调外邪合并痰饮。《金匮要略·妇人妊娠病脉证并治》第 2 条："妇人宿有癥病，经断未及三月，而得漏下不止，胎动在脐上者，为癥痼害。妊娠六月动者，前三月经水利时胎也。下血者，后断三月，衃也。所以血不止者，其癥不去故也，当下其癥，桂枝茯苓丸主之。"《伤寒论》第 237 条："阳明证，其人喜忘者，必有蓄血，所以然者，本有久瘀血，故令喜忘，屎虽硬，大便反易，其色必黑，宜抵当汤下之。"其皆强调有瘀血。此类条文在张仲景书中是很多的，说明辨证时重视病因的存在。但这里要注意，张仲景书中在辨病因时，并不是只依据某一病因，而是根据症状先辨六经，继辨方证，辨方证时重视病因辨证，也就是说经方辨证主要依据症状反应，把食积、痰饮、瘀血致病因素的出现看作是症状反应之一，这是不同于医经仅凭病因辨证的。

胡希恕率先提出：辨证依据症状反应，是经方辨证的主要方法。此说明确了经方的辨证方法，也就容易明确经方辨证施治的实质，即胡希恕所述："于患病人体一般的规律反应的基础上，而适应整体，讲求疾病的通治方法。"这里之所以要强调是经方，是因中医有医经和经方两大医学理论体系，近代对辨证施治认识不统一，原因之一是所持辨证方法的不同。医经、时方有多种辨证方法，怎样明确辨证施治概念、实质，有待进一步探讨。

（原载于《中国中医药报》2018 年 3 月 21 日第 4 版"学术"）

第二节 从日本的小柴胡汤事件说起

20 世纪 70 年代初期，日本的津村顺天堂制成了小柴胡汤颗粒制剂，同时有地滋教授发表了津村小柴胡汤颗粒对慢性肝炎有治疗效果的报告，当时便在日本产生了巨大的影响。小柴胡汤成了畅销药，舆论认为日本汉方走向现代化。短短的几年里，津村顺天堂便成了日本乃至世界所瞩目的制药企业，财富积累走向巅峰。但自 20 世纪 90 年代初起不断爆出小柴胡汤有副作用的新闻，1991 年 4 月日本厚生省向医师、药剂师下达了要注意小柴胡汤导致间质性肺炎的通告。1994 年 1 月—1999 年 12 月报道了因小柴胡汤颗粒的副作用发生了 188 例间质性肺炎，其中 22 人死亡。结果津村顺天堂于 1997 年宣布破产，2000 年津村顺天堂社长津村昭被判刑 3 年。

一个药方可使一个企业兴旺，又可使其灭亡，这是值得人们深思的。

一、关于小柴胡汤的副作用

小柴胡汤出自《伤寒论》。小柴胡汤方由柴胡、黄芩、人参、半夏、炙甘草、生姜、大枣七味药组成。方中柴胡苦平，是一味疏气行滞的解热药，而有治胸胁苦满的特点，方中用为主药。佐以黄芩除热止烦，半夏、生姜逐饮止呕，复以人参、大枣、甘草补胃以滋津液。该方的典型适应证是《伤寒论》第96条所示：伤寒五六日中风，往来寒热、胸胁苦满、嘿嘿不欲饮食、心烦喜呕。造成这种方证的主要原因是《伤寒论》第97条所述：血弱、气尽、腠理开，邪气因入，与正气相搏，结于胁下。正邪分争，往来寒热，休作有时，嘿嘿不欲饮食，脏腑相连，其痛必下，邪高痛下，故使呕也，小柴胡汤主之。服柴胡汤已，渴者属阳明，以法治之。这些条文不但指明了小柴胡汤为太阳病初传少阳的主治方，不论伤寒、杂病，凡有其证俱宜用之，同时又告诫后人，凡不见小柴胡汤方证时，绝不能用该方治疗。凡学中医者皆熟悉其功能，并能恰到好处地用其治疗急、慢性病。所谓日本小柴胡汤的副作用，主要原因是应用时脱离了辨证论治理论为指导。

为了早日得到中西医结合的成果，日本学者探索了用西医病名诊断指导用中药的道路，其中对小柴胡汤治疗慢性肝炎的研究规模最大，发表论文最多。值得注意的是，有地滋强调：慢性肝炎、肝硬化患者有关小柴胡汤的证消失了，还要继续长期服用小柴胡汤，汉方药非常安全，长期服用也没有问题，这无疑给滥用小柴胡汤开了绿灯。再加上厂家通过杂志、学术会议等宣传，小柴胡汤还能治各种急性热性病、感冒、肺炎、慢性胃肠障碍等，人们不论有无小柴胡汤方证，仅仅依据这些西医诊断病名就纷纷服用小柴胡汤。当报纸、广播、电视等媒体报道小柴胡汤副作用造成间质性肺炎甚至死亡的消息时，人们又惧之如虎。从争相服用到惧怕服用，很显然是对小柴胡汤缺乏认识，是对中医缺乏认识。

小柴胡汤是中医的经方之一，"有地滋"们宣扬慢性肝炎、肝硬化在临床上不见小胡汤方证，仍可长期服用小柴胡汤，违反了中医辨证论治的原则，使患者精气内伤不见于外，是所独失也。这正是造成间质性肺炎的主要原因，而不是小柴胡汤有副作用。

二、中医中药现代化是人们共同关心的问题

应当看到，现代化代表了国内外对中医中药发展的一种急切心理，也是中

医中药在自身发展中的具体问题。但是，中医中药是中华民族优秀传统文化的重要组成部分，它与西医是完全不同的另一种医学科学体系。所以，笔者认为，在中医中药的现代化问题上，应首先认清中医中药的科学内涵，也就是说，中医药现代化绝不能脱离中医的基本理论。在 20 世纪，人们在中医药发展上进行了探索，取得了一些经验和教训。近 30 年来，剂型改革普遍展开，一改以往的丸、散、膏、丹等传统剂型，出现了冲剂、颗粒剂、胶囊、口服液、肌内及静脉注射液等剂型，大大方便了人们的用药。中药产业成为中国最红火的产业。但回顾历史，我们惊奇地发现，中国国内也有很多像津村、有地滋一样的人，即临床用药不是依据辨证，而仅根据西医诊断病名。更值得注意的是，每种药都声称经急、慢毒性实验观察皆无毒副反应，其意是让人们放心大胆地长期服用。更有甚者，某一新药改剂型后生产、销售有一定规模，并推向国际市场，便通过各种渠道，声称其产品的开发是中医药现代化的结果。剂型的改革是否成功，当然取决于技术、工艺是否可靠，中药的疗效是否能得到保证，但更重要的是不能脱离中医理论指导来应用。小柴胡汤颗粒置津村、有地滋于死地，其主要原因是脱离了中医理论指导。此事件给我们提供了很深刻的教训，值得我们深思。

三、小柴胡汤出自《伤寒论》

应用小柴胡汤应对《伤寒论》有所研究，看到它能治疗许多疾病，开发成新药，是件好事，本应进一步研究中医药理论，但有地滋却反其道而行之。他们使用中药不遵照中医理论，而只是依照西医理论，他的悲哀、罪过也就出在这里。

小柴胡汤事件给我们上了生动的一课，它的出现，是中西文化交流、中西医发展过程中出现的代表性事件，是在人们试图进行中西医探索中发生的，这一事件的发生，使人们付出了惨痛的代价，但也得到了深刻的教训。我国在探索中医药发展的过程中也付出了巨大的代价，其中也探索了中西医结合的道路，走进了科研、教育、中药发展的误区。尤其近 20 年来，发展了中药肌内、静脉注射用药，用药反应时有发生，但并未引起足够的重视；类似小柴胡汤的新药不断推出，有的新药还标以国家中药保护品种或因药物组成保密不纳入辨证论治，因而为真正中医者所不用，这些都应引起我们的注意、深思。当然业内人士对小柴胡汤事件的看法可能还有学术上的思考、争议，但是不论怎样，总结经验教训，弘扬传统文化，发展中医是我们的重任，是应该冷静思考、严肃对待的时候了。

（原载于《中国中医药报》2002 年 3 月 4 日）

第三节 小柴胡汤何罪之有

某大城市为加强中药不良反应监管力度，把小柴胡汤与关木通、关防己同列！为什么如此对待小柴胡汤？小柴胡汤何罪之有？有关小柴胡汤不良反应的翔实资料，国内并未多见（1980—2000 年仅 4 例），而是主要来自日本的报道。因此有必要回顾近 30 多年来日本对小柴胡汤的研究和应用的概况。

一、"小柴胡汤"曾风靡日本

20 世纪 70 年代初期，日本的津村顺天堂制成了小柴胡汤颗粒制剂。1972—1976 年，近畿大学东洋医学研究所主任有地滋教授通过 4 年研究，在和汉药研讨会上发表了"津村小柴胡汤颗粒对慢性肝炎有治疗效果"的报告，在日本引起了强烈凡响。此后又有 21 家汉方厂家加入生产开发小柴胡汤的行列，对小柴胡汤进行了多方面的研究，呈现了空前的小柴胡汤热。

1. 理论研究——证实了对肝损害的预防作用

小柴胡汤最先应用于治疗慢性肝炎，因此实验室注意了保护肝细胞的研究，小柴胡汤对四氯化碳和半乳糖胺造成的急性肝损伤具有保护作用，小柴胡汤不仅抑制肝细胞的坏死，而且能直接抑制肝纤维化。对肝再生的实验研究表明，肝组织的有丝分裂指数为对照组的 2 倍。小柴胡汤通过加速细胞周期，作用于细胞 G1（细胞准备复制 DNA 的时期）后期而促进了肝脏再生。以丙肝患者外周单核细胞分析白细胞介素 1（IL-1）、白细胞介素 3（IL-3）、白细胞介素 4（IL-4）、白细胞介素 5（IL-5）、白细胞介素 10（IL-10）及 γ-干扰素（γ-IFN）等细胞因子的产生以及小柴胡汤对其影响，结果发现丙肝患者细胞因子产生过量，可引起变态反应及体液免疫异常，小柴胡汤可纠正其异常。其后，实验室又应用简化 mRNA 差异显示法分离和鉴定，从分子水平提示该方对肝损害具有预防作用机制。

2. 免疫调节研究——证实对乙肝治疗有效

小柴胡汤可增强产生 IL-1 和 IL-2；虽抑制 IL-3 的产生，但可增强 IL-3 的感受性，并呈浓度依赖性；还增强通过 B 细胞增殖与抗体产生系统有关的 IL-4，以及最终诱导 B 细胞抗体 IL-6 的产生，具有增强抗体产生的作用；既可诱导抑制性 T 细胞活性，又可激活辅助性 T 细胞活性。由于小柴胡汤能促进生成 IL-1、IL-2，所以有诱导 γ-IFN 的作用。γ-IFN 不仅有抗病毒作用，而且增强天然杀伤细胞（NK）和杀伤性 T 细胞的活性，因而使用 IFN 及其诱导剂可以破坏感染的肝细胞，排除乙肝病毒。小柴胡汤诱导 γ-IFN 的作用，是对乙肝治疗有效的机制之一。

3. 临床应用——扩大了治疗范围

小柴胡汤原是《伤寒论》治疗半表半里少阳证的方剂，当津村顺天堂等厂家制成颗粒剂后又扩大了临床应用范围，如应用于治疗感冒、发热等病。20 世纪 70 年代以来有地滋等人发表的有关研究显示，小柴胡汤被广泛应用于慢性乙肝、丙肝、肝硬化、肝癌等治疗。有连续报道称：小柴胡汤可明显改善 HBeAg 阳性慢性肝炎患者的 GPT 及 GOT，其后随投药时间的继续而持续降低。小柴胡汤可以有效地治疗丙肝，抑制或延缓肝硬化、肝癌的发生。小柴胡汤可引起巨噬细胞等免疫细胞的连锁反应，表明小柴胡汤对患癌机体和癌细胞有生物反应调节物（BRM）作用，认为小柴胡汤还可通过免疫机制调节可用于肿瘤的预防及治疗。另外，小柴胡汤可治疗支气管哮喘、过敏性皮肤病、习惯性流产、中枢性味觉障碍、癫痫、IgA 肾病、黑色素瘤、艾滋病等。

日本对小柴胡汤研究之深、应用之广，引起了中国乃至世界很多国家的关注。

二、小柴胡汤副作用引风波

有关资料显示，在日本小柴胡汤是使用最多的药物，估计每年服用小柴胡汤者有 100 万人，消费金额约 90 亿—130 亿日元。小柴胡汤广泛地应用于治疗慢性肝炎，在治疗过程中却连续出现了小柴胡汤引起间质性肺炎甚至死亡的报道。最初的报道是 1989 年小柴胡汤引起间质性肺炎，患者为一名 70 岁的女性，主诉为发热、干咳、呼吸困难，胸部 X 线检查两肺呈弥漫性粒状、网状阴影，小柴胡汤引起的淋巴细胞刺激试验（DLST）阳性，初步诊断为小柴胡汤引起的间质性肺炎。该患者立即停服小柴胡汤，并给予类固醇剂治疗，约 2 个月后肺炎痊愈。其后再用小柴胡汤进行诱发试验，结果同样呈阳性反应。因此，便认为是小柴胡汤引起的间质性肺炎。1991 年 2 月，日本厚生省决定对汉方药提取剂进行再评价，即把汉方药提取剂适应证更换为西药适应证。1994 年 3 月，小柴胡汤率先被通过。医生们（包括不大了解汉方的西医）更喜欢应用小柴胡汤治疗慢性肝炎，尤其是丙型肝炎。然而，此后不断报出因服小柴胡汤出现间质性肺炎的新闻。1996 年 3 月，日本厚生省在"紧急安全情报"中发出了"关于小柴胡汤严重的副作用——间质性肺炎的警告"。《朝日新闻》还在头版头条刊登"1994 年以来，得间质性肺炎者 88 人，其中有 10 人死亡"的消息。此后，日本放送协会（NHK）以及其他报纸、周刊也陆续播放或刊登了一些医学专家对小柴胡汤以及汉方药副作用的看法。人们对小柴胡汤更加关注。至 1999 年年底，因服小柴胡汤造成间质性肺炎的患者已上升为 188 例，死亡 22 例。日本厚生省 2000 年 1 月 14 日发出"医药品医疗用具等安全性情报"通令：全面禁止肝炎、肝硬化、肝癌患者服用小柴胡汤。

三、"安全性情报"对小柴胡汤评价偏颇

1989 年 12 月，《日本胸部疾患学会杂志》首次报道了小柴胡汤引起药物性肺炎，之后其他报刊也陆续刊登了小柴胡汤引起肝功损伤的报道，对间质性肺炎尤为重视。《日本东洋医学杂志》从 1996 年第 47 卷第 1 期起开辟了汉方

药副作用情报专拦。对小柴胡汤引起的间质性肺炎，1998年第49次日本东洋医学会学术会上针对这一问题进行了专题讨论。从西医的病理角度看，小柴胡汤引起的淋巴刺激试验（DLST）呈阳性，所以考虑可能与变态反应有关。实验研究亦发现，在培养的肺成纤维细胞中加入小柴胡汤，会使IL-6、IL-8生成增加，这与干扰素的作用相似。所以小柴胡汤与干扰素合用，更易引起间质性肺炎。发生间质性肺炎者多为50—70岁的老人，而且长期患有慢性肝炎，所以考虑小柴胡汤引起间质性肺炎可能与免疫力低下有关。通过小柴胡汤对肺成纤维细胞产生细胞因子的影响观察到：间质性肺炎患者的支气管肺泡的活性化中性粒细胞比正常人增加10—100倍，服用小柴胡汤进一步促进IL-8的产生，分解细胞外基质而使肺纤维化进展，但是人体具有防御功能，IL-6产生亢进有抑制炎症的作用，而且小柴胡汤也有抑制肺纤维化细胞增殖的作用，不能证实小柴胡汤引起间质性肺炎。还有人报道小柴胡汤能治疗间质性肺炎。有的研究认为，小柴胡汤引起的肺炎属药物性、变态反应性肺炎，是完全能够治愈的，但是为什么会出现死亡呢？这的确是一个值得研究的问题。通过对死亡病例的研究表明，患有特发性间质性肺炎者服用小柴胡汤，部分患者出现急性炎症，即一种变应性肺炎，此时若停用小柴胡汤，则这种药物性肺炎很容易治愈，使用激素就能使病情完全得到控制。之所以出现使病情恶化甚至使患者死亡的肺纤维化，是由于在患病状态下长期服用小柴胡汤，使IL-6、IL-8乃至整个细胞因子网络的功能失调，其反应超过变态反应，从而引起能够导致肺纤维化的细胞因子的重新表达，使急性炎症恶化，肺组织迅速纤维化而致死亡。小柴胡汤引起间质性肺炎归为变态反应的主要依据是DLST阳性，其作用机制尚不明确，但过度服用、不正确服用是重要原因之一。因此，在日本有4种看法：①从汉方药引起变态反应的报告中分析，认为黄芩与变态反应有关，这是比较一致的看法。②可能与汉方药本身所具有的免疫增强作用有关。③可能与汉方药的香气成分有关。④汉方药提取剂在肺内沉着被巨噬细胞吞食，其作为异物可能引起沉积或纤维化。

从药理学、流行病学进行探讨，血清药理研究认为小柴胡汤抑制成纤维细胞增殖，从而抑制脏器纤维化；抑制肝细胞损害，特别具有细胞膜稳定作用等。其未能证实小柴胡汤引起间质性肺炎。日本1996年3月的统计表明，引起间质性肺炎的发病率为十万分之一，死亡率为百万分之一。这一统计数字表明，小柴胡汤安全性是目前西药所达不到的高度。因而对小柴胡汤引起间质性肺炎有 3 种观点：一是小柴胡汤毒性副作用或误治结果，二是一种变态反应，三是小柴胡汤与间质性肺炎无因果关系。一部分医生认为小柴胡汤是一种药物，既然是药物就会有副作用。干扰素无论是副作用的严重程度，还是发病率，都高于小柴胡汤。但小柴胡汤副作用死亡事件惊心动魄，人们惧怕小柴胡汤，再也不敢服用。不少人认为，风波的产生与目前日本医疗体系在行政管理上以西医为基础不无关系。人们对日本厚生省的管理不满，对厚生省 2000 年 1 月 14 日发出对"肝癌、肝硬化患者全面禁止使用小柴胡汤"的禁令不满，认为厚生省忽视中医理论、只重视西医观察指导，使能够被治愈的患者没有治愈反致死亡。"安全性情报"只强调了对小柴胡汤不利的消息。

四、药方无错，辨证有误

日本汉方界普遍认为：震惊世界的小柴胡汤风波是一个严重事件，其元凶是有地滋论文，有地滋的论文提出只根据西医的诊断（慢性肝炎肝硬化）就用小柴胡汤，使新药开发走向一条新路。其业绩得到西医医师的高度评价，也引起中国、韩国及使用中药的世界各国的关注。汉方界认为，只根据西医诊断就用一个处方治疗，这不符合中医辨证理论，又把小柴胡汤当成是慢性肝炎、肝硬化的特效药更是错误，是言过其实。特别值得注意的是，有地滋在宣讲其论文时，强调"汉方药非常安全，长期服用也没问题""汉方的证容易消失，这是重要有效信号，但即使肝功能没有恢复，证也可以消失，只要证消失就认为成功了，这样会耽误病情"，故主张慢性肝炎患者没有了小柴胡汤方证也要长期服用小柴胡汤。更值得注意的是，在近畿大学演讲时，有地滋指责徒弟学习《伤寒论》是落后于时代，是徒劳的，而强调他对小柴胡汤进行西医学的研究才是正确的学术研究方向。有地滋这种只重西医而轻视中医的思想，受到众多汉方界强烈的批判。

日本春光苑汉方研修会主持者栗岛行春揭露"因小柴胡汤副作用死亡事件"的真相为："让慢性肝炎、肝硬化患者长期服用小柴胡汤，发生间质性肺炎而死亡，是由一个追求名利的医师发表论文开始的……进一步探讨其真相，发现有的患者并用了攻下剂（桃核承气汤颗粒、桂枝茯苓丸颗粒），使体液（津液）损伤，导致发生间质性肺炎，这是误治，不是副作用。"他明确指出："小柴胡汤副作用死亡事件，是不学习中医理论，只用西医的病名来决定处方的结果，是研究失败的根本，而把责任委过于小柴胡汤有副作用，是错上加错。"

对这一事件，国内中医界一致认为：不是方药有过错，而是用药的人错误地使用中药。在1991年召开的中日学术会上，争论的焦点是中药的副作用。中国学者一致认为，用中医治病是以偏纠偏，以毒攻毒，强调辨证论治，有是证用是方。在辨证不正确时，药不对证，为辨证失误，应重新辨证，改换用药。就是说小柴胡汤有其适应证，辨证准确，方药对证则能治愈疾病，辨证不准确，则不能治病，且对人体起伤害作用，如同西地兰主要用于心衰，如用于无心衰者便可造成死亡，这怎么能称作副作用、不良反应呢？怎么能与关木通、关防己一样被列为"问题药"呢？这一事件应引起我们冷静深思。

五、对小柴胡汤"蒙冤"的思考

思考一：滥用小柴胡汤是造成悲剧的主因

重视两种科学观的不同：对中药的研究与应用，不但要重视西医的理论而且要重视中医的理论。中医和西医是两种不同的科学体系，西医理论接近于现代科技，备受人们重视，是理所应该的。而中医理论成熟于古代，往往难于理解，甚至被否定其科学价值。研究开发中药往往重视现代医学的理论，而忽视中医的传统理论，应该引起人们警惕。有地滋用小柴胡汤治疗慢性肝炎、肝硬化的研究，其科研设计、方法、完全符合西医的科研要求，其科学性似无可怀疑。但中医的辨证论治体系是通过患病人体的症状反应，经过长期临床实践总结出的具有普遍规律性的科学理论，是经过了几千年临床考验的。如果不根据症状反应用小柴胡汤，又长期服用一个方药，就脱离了中医辨证论治理论。特别是小柴胡汤出自于《伤寒论》，《伤寒论》则是中医经方的辨证论治体系，更讲求辨方证。书中提出了"病皆与方相应者，乃服之"（《伤寒论》第317条），即指出：临床用方必须辨清其适应方证，即"有是证，用是方"。有地滋强调

"慢性肝炎肝硬化患者有关小柴胡汤的'证'消失了，还要继续长期服用小柴胡汤""汉方非常安全，长期服用也没有问题"，误导了人们滥用小柴胡汤，不遵守"有是证，用是方"方证对应原则，是造成悲剧的主要原因。

实际有关小柴胡汤的使用注意事项，早在《伤寒论》已有说明，如第97条："血弱、气尽、腠理开，邪气因入……往来寒热，休作有时，嘿嘿不欲饮食……小柴胡汤主之。服柴胡汤已，渴者属阳明，以法治之。"服小柴胡汤一剂后，证变了，所用的方药也要变化。以法治之，即渴者属阳明病，治用清阳明热的白虎汤、承气汤等。应根据辨证用方，绝不能再用小柴胡汤了。中医治病，不论是急性病还是慢性病，皆是服一次药即看变化，根据症状变化而变换方药，不允许长期服一个处方，一方到底。由临床经验也可得知，不论是急性病还是慢性病、不论是感冒、肺炎、肝炎、胆囊炎、胃炎……患者都可能出现小柴胡汤方证，用小柴胡汤治疗肯定有效。若不根据患者临床症状，一见感冒、肺炎、肝炎、胆囊炎、胃炎……不见小柴胡汤方证就用小柴胡汤治疗，结果必然无效，而且还会伤害人体。

思考二：中药必须在中医理论的指导下应用

必须重视中西医的用语不同："副作用"一词来自于西医科学体系，其词义在《辞海》中谓："①泛指在主要作用之外的作用，多指不良反应。②药物不良反应的主要类型之一，指药物在防治某些疾病时发生的不需要的药理作用，而这些作用别的场合可能有用，如阿托品抑制唾液分泌的作用，可治疗流涎症，但应用于消化性溃疡便成为口干的副作用。副作用一词有时也用来泛指任何类型的药物不良反应。③化学上副反应的别名。"以上也提到，一些人认为凡是药物都有副作用，是西医理论的观点，副作用一词适用于西医。而中医是根据症状反应用药，又认为凡是药皆有毒。《淮南子》谓："神农尝百草……一日而遇七十毒。"《周礼》谓："聚毒药以共医事。"这里的毒药为中药的总称，毒性即为药物。明代张景岳认为："药以治病，因毒为能，所谓毒者，因气味之偏也。"中医的理论是来自长期用药的经验总结，《汉书·艺文志》曰："经方者，本草石之寒温，量疾病之浅深，假药味之滋，因气感之宜，辨五苦六辛，致水火之齐，以通闭解结，反之于平。及失其宜者，以热益热，以寒增寒，精气内伤，不见于外，是所独失也。"中医治病的实质，是以药物之偏，纠正疾病之偏，以毒攻毒，不能失其宜。日本的"小柴胡汤副作用死亡事件"实质，是违反了中医辨证论治的原则，违反了经方"有是证，用是方"必辨方证的原则，用药"失其宜"，造成患者"精气内伤，不见于外，是所独失也"。有地滋用小柴胡汤治疗慢性肝炎、肝硬化时，当患者没有了小柴胡汤对应证后仍然长期服用，这当然是服毒药，不能治病而是添病，岂能称之为副作用？这里西医、中医的药理概念存在明显不同。因此，副作用一词是西医药理论的用语，不适用于中医药理论用语。中医把误治服药称之为"独失"。此用语已引起国内一些科研、专家的关注，趋向于把不正确服用中药造成的后果，称之为"药害"。

思考三：从"小柴胡汤事件"中引取教训

要分清问题性质的不同：关木通、关防己引起肾损害，报道后引起人们注意，经进一步查证其为300年前误用品种，称其为问题药，"定罪"事实清楚。而小柴胡汤为中药复方，中医据证用方几千年，不存在什么副作用问题，即便按西医实验室研究，小柴胡汤的副作用比干扰素明显小，没有确凿的证据说明其造成了间质性肺炎，在日本并没有给其"定罪"。但目前，不论是西医、中医皆未把小柴胡汤与关木通、关防己同视为问题方药，主要是由于在日本产生的"小柴胡汤副作用事件风波"中日本的媒体和厚生省误导起了主要作用。试想，如果按照"有地滋"们的研究方法应用小柴胡汤和经方，又按照日本的厚生省、媒体那样对待小柴胡汤和经方，那么《伤寒论》中的方剂无一不会出现副作用和不良反应，甚至会导致患者死亡；由于这些经方都与关木通、关防己同列，所以中医将无方无药可用。因此，我国的科研和管理部门及媒体都必须重视中医理论，从"小柴胡汤"事件中吸取教训，分清问题的性质，请勿把小柴胡汤与关木通、关防己同列，不要重蹈日本媒体、厚生省的覆辙。

（原载于《中国中医药报》2005 年 3 月 24 日）

第四节 曹氏误判小柴胡汤为汗剂析

几年前，笔者有幸参加一个关于曹颖甫先生的学术研讨会，初闻曹颖甫先生称"小柴胡汤是发汗剂"，感到很奇怪，后拜读其《伤寒发微》始知是其以《内经》释《伤寒论》之故。笔者近反复读《伤寒论》有关瞑眩的论述，联想到曹氏提出小柴胡汤是发汗剂，始悟其误断的主要原因。

原因之一：混淆发汗与汗出

发汗，是经方针对表证，应用最早、最多，通过发汗治愈疾病的治疗方法。在《伤寒论》中用于治疗太阳病、少阴病，如桂枝汤、桂枝加附子汤、麻黄汤、麻黄附子甘草汤等，皆属发汗剂。但小柴胡汤历来被认为是和解剂，曹氏为什么把小柴胡汤当成发汗剂？分析其缘由，可能对读懂《伤寒论》有所裨益。

曹颖甫提出小柴胡汤是发汗剂，见于对《伤寒论》第101条的注解。原文："伤寒中风，有柴胡证，但见一证便是，不必悉具。凡柴胡汤病证而下之，若柴胡证不罢者，复与柴胡汤，必蒸蒸而振，却复发热汗出而解。"

曹颖甫注解道："凡柴胡汤病证，不惟以口苦咽干目眩言之也。少阳无正病，故方治绝少，所谓柴胡汤证，皆以太阳病邪内陷言之。是无论太阳伤寒由水分内陷者，当从汗解；即太阳中风从血分内陷者，亦当从汗解……后文云：潮热者实也，先宜小柴胡汤以解外。夫所谓解外者，与上欲解外者用桂枝汤本同一例。桂枝汤解外曰发汗，柴胡汤之解外，独非发汗乎？不发汗，则营卫二气之内陷者，何自而出乎？况本篇又云：呕而发热，柴胡汤证具，而以他药下之（非大柴胡汤），柴胡证仍在者，复与柴胡汤，必蒸蒸而振，（却）复发热汗出而解。合之本条，不明言发汗乎？吾故曰柴胡汤为汗剂也。"

很显然，曹颖甫把本条和第149条的"必蒸蒸而振，却发热汗出而解"，皆认为是小柴胡汤的发汗作用，因此把小柴胡汤视为发汗剂。

对第101条的解读，历代注家多有明确认识，如南京中医药大学陈亦人曾指出："本条主旨是柴胡证的辨证方法，及误下后再服柴胡汤，可能发生战汗而病解。"

战汗，在《伤寒论》里是指瞑眩反应之一，与发汗不同。关于汗出的机理，陈亦人明确是战汗："柴胡证，治以下法，自属误治，最易致少阳之邪内陷而发生其他变证，则非柴胡汤所能主治，但还应以证为凭，如果柴胡证仍在，则知邪未内陷，仍可再用柴胡汤。不过，邪虽未陷，正气毕竟受到损伤而虚，因此，服柴胡汤后，正气得药力之助，奋起祛邪而正邪剧争，于是蒸蒸而振栗颤抖，继之发热汗出，邪随汗解。"

清代汪苓友谓小柴胡汤为和解剂："凡柴胡汤病证而下之者，误下之也，若柴胡证不罢，以无变证，故其病犹在也，当复与柴胡汤以和解之。得汤必蒸蒸而振，振者，战也，战而后发热，故云蒸蒸，互词以见义也。正气与邪气相争，正气胜则邪气还表，故汗出而解。"明确小柴胡汤为和解剂，不是发汗剂，汗出是战汗，是正气旺盛自能胜邪的表现。

胡希恕更明确指出："柴胡证禁下，若误下之后，柴胡证未变，可再服柴胡汤。'必蒸蒸而振，却发热汗出而解'一句，后人常误以为柴胡汤为发汗剂。蒸蒸为热象，服小柴胡汤后，人觉蒸蒸发热烦躁而寒战，发热汗出，这是邪盛正虚时，服药中病而出现的瞑眩状态，而非每服柴胡汤都会发生。"

混淆发汗与瞑眩汗出，是造成认为柴胡汤是发汗剂的主要原因。临床上常见典型的小柴胡汤证，服小柴胡汤后皆不见瞑眩、战汗，已说明小柴胡汤不是发汗剂。

瞑眩汗出非只见于服小柴胡汤，仲景书有多处论述，《金匮要略·妇人产后病脉证并治》第1条："产妇郁冒……血虚而厥，厥而必冒，冒家欲解，必大汗出。"《伤寒论》第93条："太阳病，先下而不愈，因复发汗，以此表里俱虚，其人因致冒，冒家汗出自愈，所以然者，汗出表和故也。"《伤寒论》第94条："太阳病未解，脉阴阳俱停，必先振栗，汗出而解。"这种汗出皆原是邪盛正虚，当正气恢复后或服药后正气恢复，战胜邪气从而表现为汗出，很显然，正虚邪不在表当禁发汗，战汗不是发汗致汗。第101条所述的汗出亦属瞑眩，并不是小柴胡汤有发汗作用。

小柴胡汤不是发汗剂，通过读《伤寒论》有关原文即可得到证实。有关小柴胡汤的条文在《伤寒论》和《金匮要略》中有 20 条之多，具体证治很清楚，其主治不是在表，而是在半表半里。

明代许宏认为："病在表者宜汗，病在里者宜下，病在半表半里之间者宜和解，此小柴胡汤乃和解半表半里之剂也。"有关少阳病的治则和禁忌，在《伤寒论》中有明确记载。如第 264 条："少阳中风，两耳无所闻，目赤，胸中满而烦者，不可吐下，吐下则悸而惊。"第 265 条："少阳不可发汗，发汗则谵语。"

陈亦人注解此二条时指出："本条与上条合看，即是治疗少阳病的三禁。由于小柴胡汤是治疗少阳病的主方，因此又名三禁汤。"明确少阳病禁止发汗，显而易见治疗少阳病不能用汗、吐、下法，只能用和法。故认为小柴胡汤有发汗作用，显然与《伤寒论》原旨抵牾。

小柴胡汤，治疗半表半里少阳病已成共识，但对半表半里、少阳病及六经实质的探讨仍未终止。曹颖甫认为小柴胡汤是发汗剂，是其代表之一，其特点是以《内经》释《伤寒论》。现已明确《伤寒论》属经方理论体系，岳美中、章太炎、胡希恕等纷纷指出："《伤寒论》的六经与《内经》的六经迥异。"用《内经》理论解《伤寒论》的少阳病，当然似是而非，因此曹氏认为"少阳无正病，故方治绝少"，小柴胡汤治同桂枝汤发汗，自然也没有和解之治，也就没有半表半里证了。

原因之二：误判柴胡解表

读《伤寒发微》可知，使曹氏认为小柴胡汤是发汗剂的另一原因，是对药物的认识远离了《神农本草经》，而受到后世影响。如对柴胡的认识，《神农本草经》谓："味苦，平。主治心腹，去肠胃中结气、饮食积聚、寒热邪气、推陈致新。"可见柴胡是一疏气行滞的解热药，而有治胸胁苦满的功效。

而曹氏以《内经》理论推衍其作用谓："柴胡出土者为柴，在土中如蒜状者为胡，其性升发，能引内陷之邪而出表……太阳之气，营卫俱弱，不能作汗，必藉柴胡升发之力，然后得从外解。"认为用柴胡主在解表，因谓"至若方之所以用柴胡者，柴胡发表寒也""无论太阳伤寒由水分内陷者，当从汗解"。

由于认为柴胡发表，小柴胡汤发汗，对《伤寒论》条文的解读就产生了一系列错误。如第 104 条："伤寒十三日不解，胸胁满而呕，日晡所发潮热，已而微利，此本柴胡汤证，下之而不得利，今反利者，知医以丸药下之，此非其治也。潮热者，实也，先宜服小柴胡汤以解外，后以柴胡加芒硝主之。"

这里的外是少阳在阳明的外面，是指阳明之外，实指少阳病位，非指太阳之表。本条的主旨是，少阳阳明合病，先和解少阳，后兼攻里。

曹氏因囿于柴胡解表，故认为："夫所谓解外者，与上欲解外者用桂枝汤本同一例。桂枝汤解外曰发汗，柴胡汤之解外，独非发汗乎？"如果按照曹氏的推理，既然小柴胡汤治同桂枝汤，那么本条为什么用小柴胡汤而不用桂枝汤呢？很显然，本条是少阳阳明合病，治不能发汗，曹氏认为先发汗解表，致使对少阳病的概念、治则全含糊不清了。

可知曹氏认为小柴胡汤是发汗剂，主要原因是起于误读，混淆发汗与汗出的概念，把瞑眩的汗出视为发汗，由于其误读，造成许多条文理解错误，如在注解《伤寒论》第 101 条时，认为"少阳无正病，故方治绝少"，致终不能认识半表半里证、少阳病及六经实质。

（原载于《中国中医药报》2013 年 12 月 20 日第 4 版"学术与临床"）

第五节 "副作用"一词只适用于西医

近来常有鱼腥草、清开灵等中药注射剂不良反应见于媒体报道，关注安全用药、科学用药不乏高论，并有不少人提出，发展中药制剂要重视中医理论，这一观点值得称赞。但也有轻视中医理论者，认为"是药物就会有副作用"。笔者认为，"副作用"一词只适用于西医。

谈及"副作用"，历史上最出名的就是"日本小柴胡汤副作用导致死亡事件"。20 世纪 70 年代初期，日本的津村顺天堂制成了小柴胡汤颗粒制剂。1972—1976 年，近畿大学东洋医学研究所主任有地滋教授，通过 4 年研究，在和汉药研讨会上发表了"津村小柴胡汤颗粒对慢性肝炎有治疗效果"的报告，在日本引起了强烈反响。此后，又有 21 家汉方厂家加入生产开发小柴胡汤行列，并资助和组织对小柴胡汤进行多方面的研究，呈现了空前的小柴胡汤热。资料显示，小柴胡汤在日本是使用最多的药物，估计每年服用小柴胡汤者有 100 多万人，消费金额约 90 亿—130 亿日元。

但在广泛地治疗慢性肝炎的过程中，却连续出现了小柴胡汤引起间质性肺炎甚至引起死亡的报道。1991 年 2 月，日本厚生省决定对汉方药提取剂进行再评价，把汉方药提取剂适应证，转换为西药适应证来进行评价。此后不断报出因服小柴胡汤出现间质性肺炎的新闻。2000 年 1 月 14 日，日本厚生省发出"医药品医疗用具等安全性情报"通令：全面禁止肝炎、肝硬化、肝癌患者服用小柴胡汤。

日本学术界对"小柴胡汤副作用死亡事件"进行了数年探讨，实验室的研究未能明确小柴胡汤造成间质性肺炎的原因，而注重于流行病学调查研究，1996 年 3 月统计表明，小柴胡汤引起间质性肺炎的发病率为十万分之一，死亡率为百万分之一。从这一统计数字看，小柴胡汤安全性之高，是目前西药所达不到的。

一部分医生认为"小柴胡汤是一种药物，既然是药物就会有副作用"。干扰素无论是副作用严重程度，还是出现率都高于小柴胡汤，言外之意小柴胡汤引起间质性肺炎不是什么大事，是理所当然的。当然各制药厂家希望听到这种消息，希望给汉方有副作用的话题画上句号。但小柴胡汤副作用死亡事件惊心动魄，人们惧怕小柴胡汤，致使人们再也不敢服用小柴胡汤了。

这一幕似乎在我国重演，不过不再是小柴胡汤，而是鱼腥草、清开灵等注射剂，如果用"副作用"来敷衍了事，医者、老百姓还会放心用他们吗？人们更关注安全用药、科学用药，尤其中国还有中医药理论，能容忍这一观点吗？

日本汉方界普遍认为，小柴胡汤风波的原因是只根据西医诊断，就用一个处方治疗造成的，这不符合中医辨证理论。日本春光苑汉方研修会主持者栗岛行春指出："因小柴胡汤副作用死亡事件……让慢性肝炎、肝硬化等患者长期服用小柴胡汤，发生间质性肺炎、死亡，这是误治，不是副作用。"其明确指出："小柴胡汤副作用死亡事件，是不学习中医理论，只用西医的病名来决定处方的结果，是研究失败的根本，而把责任委过于小柴胡汤有副作用，是错上加错。"

我国中医界对这一事件反应一致认为：不是方药有过错，而是用药的人错误地使用中药。

因此，对中药（单味药、复方）研究、应用，不但要重视西医的理论而且要重视中医理论，中医和西医是两种不同的科学体系，西医理论由现代科技所武装，倍受人们重视，是理所应当的。而中医理论成熟于古代，往往难于理解，甚至被否定其科学价值，日本的明治、中国的民国初期汪精卫政府决策消灭中医便是典型的代表。时至今日，怀疑中医理论、不信中医者并不少见，多数人是由于对中医理论认识不足，研究开发中药只重视西医（现代医学）理论，却忽视中医理论，这应该引起人们警惕。

有地滋用小柴胡汤治疗慢性肝炎、肝硬化的研究，其科研设计、方法、完全符合西医的科研要求，其科学性似无可怀疑，但中医认为这种科研是不科学的。有些患者长期服用小柴胡汤，发生间质性肺炎，造成死亡，这一震撼日本的事件，一些人认为是小柴胡汤的副作用，而中医则认为不是副作用而是误治。

中医的辨证论治体系，是通过观察患病人体的症状反应，并经过长期临床实践总结出的具有普遍规律性的科学理论，是经过几千年临床检验的。不根据症状反应用小柴胡汤，长期服用一个方药，是脱离了中医辨证论治体系。小柴胡汤出自《伤寒论》，《伤寒论》是中医经方的辨证论治体系，更讲求辨方证、方证对应。书中提出了"病皆与方相应者，乃服之"。有关小柴胡汤的使用注意事项，早在《伤寒论》已有说明，如第97条："血弱、气尽、腠理开，邪气因入……往来寒热，休作有时，嘿嘿不欲饮食……小柴胡汤主之。服柴胡汤已，渴者属阳明，以法治之"。即服小柴胡汤1剂后，证变了，所用的方药也要变化。

中药制剂，不论是注射剂、汤剂、丸剂、散剂、颗粒剂等，都要注重方药与证的研究，注重中医的理论研究，误治、误用导致的结果不能用"副作用"来敷衍。

近来报道的鱼腥草、清开灵等注射剂有严重不良反应，从西医理论、药理找原因是必要的，在分析时还必须重视中医理论。

（原载于《中国中医药报》2009年7月10日第004版"学术与临床"）

第六节　经方的脉诊

经方、《伤寒论》的脉诊独具特色，所谓独具特色即是不同于其他辨证论治体系。《金匮要略·胸痹心痛短气病脉证治》的第一条："夫脉当取太过不及。"是其大眼目。

脉诊在我国中医界具有悠久的历史，反映了祖国医学辨证论治的特点。脉象亦和症状一样，均为患病人体有异于健康的一种反应，而脉象尤甚。凡病之阴、阳、表、里、寒、热、虚、实，以及生、死、缓、急等，无不应之于脉，故于辨证论治中，其指导作用更强。唯其如是，则脉诊的研究，便成为学习中医时必修的一课。可惜历来脉诊书鲜有深究脉象的根源，而只就象论象，说玄道妙，令人迷惑，前人早有"论脉愈精，使人指下愈乱"的评议。其实脉象并不难知，对于其生成源头，心中有数，指下寻按，自会明了。而经方、《伤寒论》把疾病的脉象分为太过和不及两大类，是其脉诊的特点，也使我们更易洞悉脉证的本质。

一、平脉与病脉

《伤寒论》把无病健康之脉称谓为平脉。平，即平正无偏之谓，故不以象名。人若有病，则脉失其平，就其不平者名之以象，即为病脉。我们经常所称的浮、沉、数、迟、大、细等，皆病脉的象名。

脉象有两大类别：人体有病千变万化，如以阴阳属性来分，则不外阴阳两类。同理，脉象虽极复杂多变，但概言之，则不外太过和不及两类。太过者，较平脉为太过也；不及者，较平脉为不及也，如浮、数、滑、大等即属太过的一类脉；沉、迟、细、涩等即属不及的一类脉。

脉象的三个方面：脉有来自脉动方面者，如数、迟是也；脉有来自脉体方面者，如大、细是也；脉有来自血行方面者，如滑、涩是也。脉动、脉体、血行即脉象的三个方面，与上述之脉象的两大类别，合之则为脉象生成的根源，对于脉象的识别甚为重要，今依次释之如下。

1. 基本脉象

（1）来自脉动方面的脉象

浮和沉：这是来自脉动的浅深。若脉动的位置较平脉浅浮于外者，即谓为浮；若脉动的位置较平脉深沉于内者，即谓为沉。故浮属太过，沉属不及。

数和迟：这是来自脉动次数的多少。若脉动的次数较平脉多者即谓数；若脉动的次数较平脉少者即谓迟。故数属太过，迟属不及。

实和虚：这是来自脉动力量的强弱。若按之脉动较平脉强实有力者即谓实；若按之脉动较平脉虚弱无力者即谓虚。故实属太过，虚属不及。

结和代：这是来自脉动的间歇。若脉动时止，而止即复来，即谓为结。结者，如绳中间有结，前后仍相连属，间歇极暂之意；若脉动中止，良久而始再动，则为代。代者，更代之意，脉动止后，良久始动，有似另来之脉，因以代名。平脉永续无间，故结代均属不及。

动和促：这是来自脉动的不整。动为静之反，若脉动跳实而摇摇，即谓动；促为迫或逼之谓，若脉动逼迫于上、于外，即关以下沉，寸脉独浮之象，即谓促。平脉来去安静，三部匀调，故动促均属太过。

按：《脉经》谓促为数中一止，后世论者虽有异议，但仍以促为数极，亦非。《伤寒论》中论促共有四条，如曰："伤寒脉促，手足厥逆可灸之。"此为外邪里寒，故应之促（寸脉浮以应外邪，关以下沉以应里寒），灸之，亦先救里后救表之意；又曰："太阳病下之后，脉促胸满者，桂枝去芍药汤主之。"太阳病下之后，其气上冲者，可与桂枝汤，今胸满亦气上冲为候，但由下伤中气，虽气冲胸满，而腹气已虚，故脉应之促，芍药非腹虚所宜，故去之。又曰："太阳病，桂枝证，医反下之，利遂不止，脉促者，表未解也，喘而汗出者，葛根黄芩黄连汤主之。"于此明文提出促脉为表未解，其为寸脉浮又何疑之有！关以下沉，正是下利不止之应。又曰："太阳病下之，其脉促，不结胸者，此为欲解也。"结胸证则寸脉浮关脉沉，即促之象，今误下太阳病，虽脉促，但未结胸，又无别证，亦足表明表邪还不了了而已，故谓为欲解也。由于以上所论，促为寸脉独浮之象甚明。

（2）来自脉体方面的脉象

长和短：这是来自脉体的长度。平脉则上至寸而下至尺，若脉上出于寸，而下出于尺者，即谓为长；反之，若脉上不及于寸，而下不及于尺者，即谓为短，故长属太过，短属不及。

大和细：这是来自脉体的宽度。若脉管较平脉粗大者，即谓为大；反之，若脉管较平脉细小者，即谓为细。故大属太过，细属不及。

弦和弱：这是来自脉体直的强度。若脉管上下，较之平脉强直有力者，如琴弦新张，即谓为弦；反之，若脉管上下，较之平脉松弛无力者，如琴弦松弛未张紧，即谓为弱。故弦数太过，弱属不及。

紧和缓：这是来自脉体横的强度。若脉管按之，较平脉紧张有力者，即谓为紧；反之，若脉管按之，较平脉缓纵无力者即谓为缓。故紧属太过，缓属不及。

（3）来自血行方面的脉象

滑和涩：这是来自血行的利滞。寻按脉内血行，若较平脉应指滑利者，即谓为滑；反之，若较平脉应指涩滞者即谓为涩。故滑属太过，涩属不及。

以上是人体的平脉和病脉的基本脉象，可列表（表1）于下：

表1　基本脉象

脉象来自方面及其具体内容	平脉	病脉	
		太过	不及
来自脉动方面者			
脉动位置的浅深	不浮不沉	浮	沉
脉动次数的多少	不数不迟	数	迟
脉动力量的强弱	不实不虚	实	虚
脉动的不整	不结不代		结、代
	不动不促	动、促	
来自脉体方面者			
脉体的长度	不长不短	长	短
脉体的宽度	不大不细	大	细
脉体直的强度	不弦不弱	弦	弱

脉象来自方面及其具体内容	平脉	病脉	
		太过	不及
脉体横的强度	不紧不缓	紧	缓
来自血行方面者			
血行的利滞	不滑不涩	滑	涩

2. 复合脉（兼脉）

在临床所见，脉仅现一象者甚少，而常数脉同时互见，如脉浮而数，脉沉而迟，脉浮数而大，脉沉而细等。亦有为兼象脉另立专名者，如洪，即大而实的脉；微，即细而虚的脉；浮大其外，按之虚涩其内者，则名为芤；芤而复弦者，又名为革。按芤为浮大中空之象，所谓中空，即按之则动微，且不感血行应指也，实不外浮大虚涩的兼象。世有谓浮沉候之均有脉，惟中候之则无脉，亦有谓按之脉管的两侧见，而中间不见者，均不可信。

另有微甚脉，病脉既为平脉的差象，故不论太过与不及，均当有微或甚等程度上的不同。例如：微浮、甚浮；微沉、甚沉；微数、甚数；微迟、甚迟等等。亦有为微甚脉另立专名者，如甚数之脉，常称之为急；甚沉之脉，常称之为伏。常见的复合脉见表2：

表2　兼脉

名称	微或甚	兼象	太过或不及	
急	数之甚		太过	
伏	沉之甚			不及
洪		大而实	太过	
微		细而虚		不及
芤		浮大虚涩		不及
革		芤而弦	不及	

按：芤、革二脉，本外太多而内不及，但就主证言之，故列入不及，此合表1共二十六脉，均见于仲景书，后世还有一些脉名，大都为微甚或兼象之属，兹不赘述。

二、诊脉法

由于病脉为平脉的差象，故平脉当为诊察病的准绳，若医者心中没有不浮不沉的平脉，又何以知或浮或沉的病脉！同理，若医者心中没有不数不迟、不大不细、不滑不涩的平脉，亦无从以知或数或迟，或大或细，或滑或涩的病脉。可见欲求诊脉的正确，则势必先于平脉的各个方面有足够的认识才行。不过此事并非容易，同是健康无病的人，老壮儿童、男女肥瘦，脉亦互异，况又有春夏生发，脉常有余；秋冬收藏，脉恒不足。为了丰富对平脉标准的认识，就必须于多种多样的人体，不断的练习，才能达到心中有数，指下明了的境界，此为学习脉诊必做的首要功夫。

诊脉时，要分别就脉动、脉体、血行等各方面的内容逐一细审，尤其初学者更宜全神贯注，不可一心二用。例如诊察脉动位置的深浅时，不要旁及次数的多少；诊察脉动次数的多少时，亦不要旁及位置的深浅。若这样依次推敲，一一默记，岂有脉难知之患？当然熟能生巧，已有多年经验的中医，指下非常敏感，异常所在，伸手可得，但此非一朝一夕之功，任何技巧，都从锻炼中来，诊脉亦不例外也。

三、辨脉法

社会上有一些群众认为中医诊脉很神秘，同时又一些江湖医生利用这一心理蒙骗群众，自吹自擂，说什么仅凭切脉即可断病，"病家不用开口，便知病家病情"，当为内行所笑。但此种恶习给群众造成曲解，以为中医仅凭切脉即可断病。这种恶习应当予以批判，同时对脉诊应有正确的认识。要知中医诊病，是通过问、望、闻、切四诊来辨证的，单凭切脉断病是极端片面的。例如诊得脉浮，浮脉主表、主上，可见于咳喘、呕吐、头痛、皮肤病等等，如不结合问、望、闻三诊，无论如何也不会判明病情的，更不能知道肝炎、肾炎、高血压等西医的诊断病名。中医是根据脉象的太过或不及，并结合问、望、闻三诊来分析证的寒、热、虚、实、表、里、阴、阳，从而得出正确的辨证。因此，要有正确的辨脉法，这里介绍要掌握辨脉的主要方面。

太过与不及：太过脉主有余，不及脉主不足。太过脉主有余者，谓浮、数、实、大、滑等太过一类脉，则主阳、热、实等有余之证；不及脉主不足者，谓沉、迟、虚、细、涩等不及的一类脉，则主阴、寒、虚等不足之证。不过此为脉应于病的一般常规，在个别的情况下，太过脉亦有主不足者，而不及脉亦有主有余者。唯其如此，论治者必须脉证互参，综合分析，不可偏执一端也。仲景书于每一篇首，均冠以"脉证并治"字样，即示人以此意，具体论述，书中条文尤多，学者细玩，自易理解，于此不拟多赘。

从以上所述可知，经方、《伤寒论》的脉诊，其特点也是以八纲辨证为纲，把常见的脉分为太过与不及，使临证者把所见之脉与所见之症合参，很快得出所辨之证。这里应当指出，注意到"夫脉当取太过不及"，并通过《伤寒论》原文的研究和临床经验的总结来系统讲解经方的脉诊者，是胡希恕老师研究经方毕生之力作之一。实践证明，用该篇为指导，可以解读《伤寒论》中的许多难题，如：何谓为促脉、结脉、代脉及其成因与主病。这里应当注意的是，历代注家多以《脉经》解释《伤寒论》的脉象，因《脉经》是脏腑经络辨证的理论体系，与经方、《伤寒论》不是相同的理论体系，故对脉象的解释当有所区别。也告诫我们，以《脉经》解释《伤寒论》的脉象，因不解脉的根源，不切临床，牵强附会，使学者如坠万里云雾。以经方的脉诊原貌，再读《伤寒论》脉象便自然明了。

（原载于《中国医药学报》2002 年第 17 卷第 11 期）

第七节　寒热有常和虚实无常

"寒热有常，而虚实无常"是经方医学用语。近有同道发表有关论述，深受启发，今略做表述，与同道共同讨论。

一、术语来源

"寒热有常，而虚实无常"，是著名经方大家胡希恕先生率先提出，原是用于论述阴阳寒热虚实的关系，重点是概述临床反应症状的属性，是阴证还是阳证。有关论述记载多见于《中医辨证施治概论》一书中，该论著部分内容发表于 1980 年第 4 期的《北京中医学院学报》，题名为《基于仲景著作的研究试谈辨证施治》。"寒热有常，而虚实无常"一语出现于"论六经与八纲"一节，胡希恕笔记有关原文节录如下：

寒和热：寒指寒性证，热指热性证，若患病机体反映为寒性的证候者，即称之为寒证。若患病机体反映为热性证候者，即称之为热证。基于以上阴阳的说明，则寒为不及，当亦阴之属，故寒者亦必阴，则热为太过，当亦阳之属，故热者亦必阳。不过寒与热，是一对具有特性的阴阳，若泛言阴，则不定必寒，若泛言阳，则不定必热，故病有不寒不热者，但绝无不阴不阳者。

虚和实：虚指人虚，实指病实。病还未解而人的精力已有所不支，人体的反应显示出一派虚衰的形象者，即称之为虚证。病势在进而人的精力亦不虚，人体的反应显示出一派充实的病症者，即称之为实证。

根据以上说明，可见虚实亦和寒热一样，同属阴阳中的一种特性，不过寒热有常，而虚实无常。寒热有常者，即如上述，寒者必阴，热者必阳，在任何情况下永无变异。但虚实则不然，当其与寒热交错互见时，反其阴阳，故谓无常，即如虚而寒者，当然为阴，但虚而热者，反而为阳。实而热者，当然为阳，但实而寒者，反而为阴。以是则所谓阳证，可有热、实、亦热亦实、不热不实、热而虚者；则所谓阴证，可有寒、虚、亦虚亦寒、不寒不虚、寒而实者。理解胡希恕这段理论的前提条件是要用经方理论来解读，因胡希恕这里所讲阴阳，与《内经》所讲阴阳有显著不同。

二、字义解读

"寒热有常，而虚实无常"，主要所指是由症状的寒热虚实辨别阴阳的规律。胡希恕说："寒者必阴，热者必阳，在任何情况下永无变异之谓。但虚实则不然，当其与寒热交错互见时，而竟反其阴阳。"是说临床见到寒证判定为阴，见到热证判定为阳，什么时候亦不会错。但临床遇到虚证和实证，则虚者不一定是阴证，实者亦不一定是阳证。此用于认识《伤寒论》的六经与方证非常重要，试从三个病位来分析：

表证：表证分阴阳，概而述之，阳实热者为表阳证即太阳病；阴虚寒者为表阴证即少阴病；注意这里的阳实热和阴虚寒是大致的常规，临床还常见阳虚热和阴实寒的表证。具体来说，太阳病是表阳证，但其中又因有汗与无汗，分为表实、表虚，有汗称为表虚，无汗称为表实，两者都属表阳证，即虚者不一定属阴，不能称谓为少阴。而出现于太阳病的方证，有表实和表虚之分，有无汗的麻黄汤证和有汗的桂枝汤证的不同，这些方证都属表阳证。同理少阴病是表阴证，但其中又因有汗与无汗，分为表实、表虚，有汗称为表虚，无汗称为表实，两者都属表阴证，即实者不一定属阳，不能称谓为太阳病。出现于少阴病的方证，亦有表实和表虚之分，即无汗表实的麻黄附子甘草汤证、白通汤证，和有汗表虚的桂枝加附子汤证、乌头桂枝汤证，表实无汗者仍属表阴证，不因表实而称表阳证。是说判定表阳还是表阴证，寒和热是固定的因素，故《伤寒论》第7条曰："病有发热恶寒者，发于阳也；无热恶寒者，发于阴也。"此即胡希恕所说寒热有常。而虚实的变化，有时为阴，有时为阳，此即胡希恕所说虚实无常。

里证：里证分阴阳，概而述之，阳实热者为里阳证，即阳明病；阴虚寒者为里阴证，即太阴病。注意，这里的阳实热和阴虚寒是一般常规所见，而临床还常见阳虚热的阳明病，亦常见阴实寒的太阴病。例如，《伤寒论》第76条的栀子豉汤证的"虚烦不得眠"、第397条的竹叶石膏汤证的"虚羸少气"等证，都是里虚、津虚而有热，而皆属阳明病里阳证。又如，《伤寒论》第141条桔梗白散证的"寒实结胸无热证者"、《金匮要略·腹满寒疝宿食病脉证并治》附方:《外台走马汤》的"腹胀大便不通"等证，都是里实而寒，而皆属太阴病里阴证，不能因里实而称里阳证。这里特别注意，阳明病的提纲是："阳明之为病，胃家实是也。"有人理解为，凡里实者即为阳明病。这是错误的，因为不论是从《伤寒论》的记载，还是从临床所见，里虚而热的阳明病是多见的，如《伤寒论》第221条的栀子豉汤证"胃中空虚，客气动膈，心中懊恼"、第154

条大黄黄连泻心汤证"心下痞，按之濡"、《金匮要略·妇人产后病脉证并治》白头翁加甘草阿胶汤证"产后下利虚极"。还应该特别注意，有人记住了太阴病提纲"太阴之为病，腹满而吐，食不下，自利益甚，时腹自痛。若下之，必胸下结硬"。误认为凡下利属太阴，凡大便硬属阳明，这明显不符合张仲景书中记载，如《伤寒论》第174条"伤寒八九日，风湿相搏，身体疼烦、不能自转侧、不呕、不渴、脉浮虚而涩者，桂枝附子汤主之；若其人大便硬、小便自利者，去桂加白术汤主之"。这里的大便硬与走马汤证的大便不通一样，属太阴而不属阳明。亦是说，判定里阳证还是里阴证主要看寒热，是因寒热有常。

半表半里证：半表半里分阴阳，概而述之，应是半表半里阳实热者为少阳病；半表半里阴虚寒者为厥阴病。这里要特别注意，半表半里证病因病机的特殊性。胡希恕先生指出："由于半表半里为诸脏器所在，病邪郁集此体部则往往影响某一脏器或某些脏器出现症状反应，因证情复杂多变，不似表里的为证单纯，较易提出简明的概括特征。"即半表半里证是胸腹两大腔间之证，邪无直接出路，很易寒郁化热，热走于上，呈现上热下寒，故少阳病亦具上热下寒，厥阴病亦呈上热下寒，不过厥阴病的下寒更明显是两者的主要区别。这样少阳病虽有下寒，但大致符合半表半里阳实热。而厥阴病，上热下寒明显，很显然不符合半表半里阴虚寒的规律，即仲景书所载，厥阴病有明显上热。按八纲规律，阴不得有热，少阴、太阴不见热，而厥阴是半表半里阴证亦不应有热，但从仲景书记载看，不论是厥阴病提纲，还是有关条文，厥阴病呈上热下寒多见。又从厥阴病的诸多方证来看，如乌梅丸证、柴胡桂枝干姜汤证、干姜黄芩黄连人参汤证、半夏泻心汤证等，都见上热下寒，不符合阴虚寒的规律，但仲景书判定厥阴病为半表半里阴证，这里提示我们思考，是否出现了寒热亦无常？因此，寒热有常，而虚实无常，这一辨证规律，适用于仲景书的表证和里证之辨，而不适用于半表半里之辨，半表半里之辨证规律，应是虚实无常，寒热亦无常。是否如此，望同道商讨。

三、学术意义

胡希恕先生提出"寒热有常，而虚实无常"，是读《伤寒论》全文时总结出的学术用语，是临证辨证的规律总结。适用于解读《伤寒论》全文、分辨六经及方证，亦适用于临床。

有一同道提出"虚实是分辨太阳少阴的唯一标准""从虚实着眼是划分太阳病与少阴病的可靠路径"。其理由是"表证系寒邪侵袭肌表，卫阳被束，气血津液郁滞所致，性质属寒，无表热存在，所以判断表阳表阴的标准也就只有虚实，或者说虚实是分辨太阳少阴的唯一标准"。经方、仲景书辨证论治主要依据症状反应，是论其证候属性，不是论其病因属性。不论感受寒邪还是热邪，不论感受六淫之中哪一邪，正邪相争，症状反应是阳实热者，为太阳；症状反应是阴虚寒者，为少阴。以上观点，一是混淆了病因和证候的属性，即用医经的病因辨证，误认为太阳病是表受寒邪则为寒证。而经方是据症状反应，太阳病辨证为表实热证。二是未理解"寒热有常，虚实无常"。即太阳病是表阳证，是表阳实热，少阴病是表阴证，是表阴虚寒证。

太阳病又有无汗的表实证和有汗的表虚证。少阴病亦有无汗的表实阴证和有汗的表虚阴证，即太阳病和少阴病都有虚实之证，故不能用虚实分辨太阳和少阴。而辨别太阳和少阴的属性，决定于寒和热，即《伤寒论》第7条"病有发热恶寒者，发于阳也；无热恶寒者，发于阴也"。即表证见发热者属太阳，无热恶寒者属少阴。

总之，理解"寒热有常，而虚实无常"，对读《伤寒论》，认识辨六经及方证有指导意义。

（原载于《中国中医药报》2017年9月28日第004版"学术"）

第八节　经方的合病、并病浅识

一、《伤寒论》的合病并病概念

胡希恕先生于《辨证论治概要》中写到："并病和合病：病当表里相传时，

若前证未罢，而后证即作，有似前证并于后证一起而发病，因名之为并病，如太阳阳明并病、少阳阳明并病等均属之。若不因病传，于发病之始，则表、里、半表半里中的二者或三者同时发病，即谓为合病，如太阳阳明合病、三阳合病等均属之"。此论述大抵明确了合病和并病的概念。值得注意的是，此概念是基于六经来自八纲理念，是表里相传，是不同于医经的经络脏腑理念、经络递传，是经方独有理念。

那么胡希恕先生还说了些什么呢？他说病有并病。什么叫作并病呢？就是太阳病传里，或者传半表半里，太阳病还未结束，里或半表半里病发生了。这两个病，先得的病与后得的病同时发了，这叫作并病。书上论述了很多这种情况，太阳病未罢，阳明或少阳发病，这叫作并病。这也是太阳病里总结出来的。太阳少阳并病、太阳阳明并病等，也有其他的并病，如少阳阳明并病，病邪由少阳传阳明。那么三阴病有没有并病呢？也是有的，以后再论。

还有一种是合病，也在太阳篇里讲到，太阳阳明合病、太阳少阳合病、太阳少阳阳明合病即三阳合病。合病是什么意思呢？就是病的发作有太阳病症，又有阳明病症，就叫作太阳阳明合病，是同时发作的，一开始得病就这样的。不像疾病发生传变的并病，并病是先发生此证，后发生彼证，但是前证还未结束，另一证相继发作，叫作并病。合病是一开始发病就这样，这在临床上也有很多病例，叫作合病，是《伤寒论》中所论述的。

二、合病并病于仲景书中的概述

1. 记载合病并病二字的条文

《伤寒论》有关合病的条文有：

第 32 条：太阳与阳明合病者，必自下利，葛根汤主之。

第 33 条：太阳与阳明合病，不下利，但呕者，葛根加半夏汤主之。

第 36 条：太阳与阳明合病，喘而胸满者，不可下，宜麻黄汤。

第 172 条：太阳与少阳合病，自下利者，与黄芩汤；若呕者，黄芩加半夏生姜汤主之。

第 219 条：三阳合病，腹满、身重、难以转侧、口不仁、面垢、谵语、遗尿。发汗则谵语；下之则额上汗出、手足逆冷；若自汗出者，白虎汤主之。

第256条：阳明少阳合病，必下利。其脉不负者，为顺也；负者，失也。互相克贼，名为负也。脉滑而数者，有宿食也，当下之，宜大承气汤。

第268条：三阳合病，脉浮大、上关上，但欲眠睡，目合则汗。

《伤寒论》有关并病的条文有：

第48条：二阳并病，太阳初得病时，发其汗，汗先出不彻，因转属阳明，续自微汗出，不恶寒。若太阳病证不罢者，不可下，下之为逆，如此可小发汗；设面色缘缘正赤者，阳气怫郁在表，当解之熏之；若发汗不彻，不足言阳气怫郁不得越，当汗不汗，其人躁烦，不知痛处，乍在腹中，乍在四肢，按之不可得，其人短气但坐，以汗出不彻故也，更发汗则愈。何以知汗出不彻，以脉涩故知也。

第142条：太阳与少阳并病，头项强痛，或眩冒、时如结胸心下痞硬者，当刺大椎第一间、肺俞、肝俞，慎不可发汗，发汗则谵语脉弦，五日谵语不止，当刺期门。

第150条：太阳少阳并病，而反下之，成结胸，心下硬，下利不止，水浆不下，其人心烦。

第171条：太阳少阳并病，心下硬，颈项强而眩者，当刺大椎、肺俞、肝俞，慎勿下之。

第180条：问曰：病有太阳阳明，有正阳阳明，有少阳阳明，何谓也？答曰：太阳阳明者，脾约是也；正阳阳明者，胃家实是也；少阳阳明者，发汗、利小便已，胃中燥烦实，大便难是也。

第220条：二阳并病，太阳证罢，但发潮热，手足漐漐汗出，大便难而谵语者，下之则愈，宜大承气汤。

我们检索《伤寒论》全文，带有"合病"二字的条文为7条，带有"并病"二字的条文为6条。《伤寒论》出现合病并病条文共为13条，人们不免要问："这是反映《伤寒论》有关合病并病的全部内容吗？"回答："显然不是。"更显然之处，《伤寒论》记载合病并病的条文，只见于三阳证，而无一条见于三阴证。

2.《伤寒论》多见合病并病内容

我们仔细读《伤寒论》原文，却很容易发现，论中不但有三阳合病并病的内容，而且亦多见三阴合病并病内容，亦多见三阳与三阴合病并病内容。

三阴合病并病最多见者是少阴太阴合病并病，如第 301 条：少阴病，始得之，反发热，脉沉者，麻黄细辛附子汤主之。第 316 条：少阴病，二三日不已，至四五日，腹痛、小便不利、四肢沉重疼痛、自下利者，此为有水气。其人或咳，或小便利，或下利，或呕者，真武汤主之。第 175 条：风湿相搏，骨节疼烦，掣痛不得屈伸，近之则痛剧，汗出短气，小便不利，恶风不欲去衣，或身微肿者，甘草附子汤主之。

三阳与三阴合病并病，最多见者是太阳太阴合病，如第 18 条：喘家，作桂枝汤，加厚朴杏子佳。第 28 条：服桂枝汤，或下之，仍头项强痛，翕翕发热、无汗、心下满微痛、小便不利者，桂枝去桂加茯苓白术汤主之。第 41 条：伤寒，心下有水气，咳而微喘，发热不渴，服汤已，渴者，此寒去欲解也，小青龙汤主之。第 65 条：发汗后，其人脐下悸者，欲作奔豚，茯苓桂枝甘草大枣汤主之。第 67 条：伤寒，若吐，若下后，心下逆满、气上冲胸、起则头眩、脉沉紧，发汗则动经，身为振振摇者，茯苓桂枝白术甘草汤主之。

值得探讨者，《伤寒论》未见少阴厥阴合病并病论述，亦未见厥阴太阴合病并病论述，亦未见厥阴太阳合病并病论述，亦未见厥阴阳明合病并病论述，亦未见少阴太阳合病并病论述，亦未见厥阴少阳合病并病论述，亦未见太阴阳明合病并病论述。而我们分析仲景书中的方证及在临床观察体会，可见阳明太阴合病并病，亦可见厥阴太阴合病并病。

三、合病并病证治

1. 胡老论合病并病证治定法

《胡希恕伤寒论讲座》第 357 页："我们讲太阳篇，讲很多东西，讲些定法，什么叫作定法呢？我们方才不是说了并病、合病吗，大概是并病最常见了、最多了。表里都有病，并病嘛，外面也没好，里面又发生了。那么这种表里同时有病，若是里实应该攻，要是心下痞，应该用大黄黄连泻心汤，但是它还恶寒，表证未已，要先解表而后攻里。

如果里虚寒需用温补，你要先救里而后救表，这是定法，这个在临床上很重要。所以我们在临床上遇到一个人下利清谷，他还有发烧、头痛等情况，你得先治下利清谷。脉象当然也是沉微、沉细这一类的脉，虽然身疼痛，也不能先解表，这是定法。

那么再有一种情况，虽然有表证，但是他有柴胡证，有少阳病，少阳不可发汗；甚至于他既有里证，也有少阳病，那么少阳病也不可下，所以汗下俱当力戒，就只能用柴胡，之所以说柴胡这味药应用范围较广，就是这个原因，这也是定法，太阳病篇里也有。

那么还有一种在临床上常见的，这个人内有停水，小便不利，这类的病非利小便不可，若不利小便，就要解表，但这种方式是不行的，而且危害相当大，变证相当多。不利小便，表亦不解。有的时候解表与利小便同时应用，桂枝去芍药加茯苓白术，就是这样的目的，还有小青龙汤也是一样的。心下有水气，表不解。这个在临床上也很重要，这也算一种定法。"

2. 太阳阳明合病

所见条文：《伤寒论》第 27、32、33、34、39、48、63、118、201 条等
临床治疗太阳阳明合病有三种法则。

（1）太阳阳明合病可先表后里，体现下不厌迟

代表条文：《伤寒论》第 32 条：太阳与阳明合病者，必自下利，葛根汤主之。

验案举隅： 安某，女，66 岁，针灸医师，王居易请会诊

初诊：2007 年 2 月 26 日，反复发热 2 周。患者于 2 月 15 日中午无明显诱因自感发热，37.5℃。至晚上出现寒战、发热、无汗，体温 39.5℃，急诊留观，静滴先锋霉素，3 天热不退，后又合用清开灵，静滴清开灵出现寒战高热，用激素急救后缓解，但热仍不退，又用阿奇霉素及先锋霉素静滴 3 天，症状仍如上，遂收入风湿免疫病房。

会诊时症见：上午有汗，晚上 9 时许汗止而寒战高热无汗，体温最高40.4℃，半夜汗出热退，畏风，如此天天反复，口干，乏力，脉浮数，苔白腻。

辨六经为太阳太阴合病，辨方证为桂枝汤证：
桂枝 10g，白芍 10g，炙甘草 6g，生姜 12g，大枣 4 枚，啜粥温覆。

结果：8 时服药一剂后汗出，未再出现寒战。微热，37.6℃，继服麻杏苡甘汤、桂枝加龙骨牡蛎汤而愈。

（2）太阳阳明合病表里同治

代表条文：《伤寒论》第38条：太阳中风，脉浮紧、发热、恶寒、身疼痛、不汗出而烦躁者，大青龙汤主之。

验案举隅：张某，女，51岁。

初诊：1964年9月25日。近几天因搬家劳累感疲乏无力，昨晚又感发热、恶寒，经急诊拍片诊为右上肺大叶性肺炎，因青霉素过敏而求中医治疗。今日仍身热、身痛、无汗、恶寒、口干、心烦、胸闷，时咳而胸痛，舌苔白根腻，脉浮紧。

辨六经为太阳阳明合病，辨方证为大青龙汤证：

麻黄六钱，桂枝二钱，杏仁三钱，生姜三钱，大枣四枚，炙甘草二钱，生石膏三两。

结果：上药服1剂，汗出热退，尚余咳嗽，吐黄白痰，据证与半夏厚朴汤加减，调理一周而愈。

（3）太阳阳明合病不可先治里

代表条文：《伤寒论》48条：二阳并病，太阳初得病时，发其汗，汗先出不彻，因转属阳明，续自微汗出不恶寒，若太阳病证不罢者，不可下，下之为逆；如此可小发汗……更发汗则愈。

验案举隅：程某，女，67岁。

初诊：2011年7月23日。发热、眼干、口干、咳嗽2月。1995年出现口干、眼干、耳鸣等症，已诊断为干燥综合征，2011年4月15日服激素治疗，每日强的松用量为20mg，6月2日出现发热，中西药治疗效不佳，6月27日住院治疗，发热不见好转。

诊断：①干燥综合征；②肺纤维化合并感染；③Ⅰ型呼吸衰竭；④系统性硬皮病；⑤高血压症；⑥心包积液；⑦青光眼等。

治疗：用百定粉针、硫酸依替米星抗感染，维生素C、维生素B_6营养支持，以及痰热清注射液、甲泼尼龙片、雷公藤多苷片、甲氨蝶呤片、立普妥、盖三淳等治疗。

应用五脏辨证：肺痹，阴虚燥热犯肺。以清燥救肺汤、青蒿鳖甲汤加减治疗。

一月后，咳嗽吐痰好转，其他病症无明显变化，仍汗出发烧体温每天波动于37.5—38.5℃。协和医院再会诊免疫检查：IG型1：640，抗RO52抗体：

强阳性，抗着丝点 B 抗体：强阳性，DNP 乳胶凝集试验：阳性。谓干燥综合征后期，治疗加激素量、布洛芬而发烧不退，院内西学中医师、中医师皆谓：干燥综合征后期，倍感末日来临，苦痛不欲生。

刻下症：眼干、口干、但欲漱不欲咽、汗出身热（37.5—38.5℃）、无汗而恶寒、全身皮肤发紧、刺痛但按之不痛、头痛、耳鸣心烦，眼干甚无泪液，每日用人工泪液 10 余瓶，每 1—2 日去眼科清除脱落角膜细胞，左舌根灼痛、溃疡，双腘拘挛，大便干，3 日一行，神疲乏力，四逆，舌苔光，舌质暗红，脉细弦数。

辨六经为太阳阳明太阴合病，辨方证为桂枝甘草龙骨牡蛎加术芍汤方证：

桂枝 10g，炙甘草 10g，生龙骨 15g，生牡蛎 15g，生白术 30g，白芍 30g。

二诊：2011 年 7 月 24 日。晚上服一剂后，身见微汗，恶寒、头痛、心烦已，服二剂后，体温正常，汗出不明显，心情无比舒畅，患者惊喜，有了活下去的希望。因咳嗽、咽痒明显，上方加清半夏 15g，厚朴 10g，桔梗 10g，杏仁 10g。

3. 三阳合病

代表条文：《伤寒论》第 99 条：伤寒四五日，身热、恶风、颈项强、胁下满、手足温而渴者，小柴胡汤主之。

第 107 条：伤寒八九日，下之，胸满烦惊、小便不利、谵语、一身尽重、不可转侧者，柴胡加龙骨牡蛎汤主之。

验案举隅：徐某，男，10 岁。

初诊：2014 年 8 月 1 日。原有胃脘满闷、上逆，鼻炎，高烧 40℃，恶寒、身痛如刀砍，口苦心烦。

辨六经为太阳少阳阳明合病，辨方证为小柴胡加桔石汤证：

柴胡 24g，黄芩 10g，党参 10g，炙甘草 6g，大枣 4 枚，生姜 15g，桔梗 10g，生石膏 45g。服一剂热退，身痛显减。

4. 太阳太阴合病

（1）太阳太阴合病急则救里

代表条文：《伤寒论》第 353 条：大汗出，热不去，内拘急，四肢疼，又下利厥逆而恶寒者，四逆汤主之。

验案举隅：杨某，女，58 岁。

初诊：2012 年 4 月 29 日。晚饭后着凉出现头痛、恶寒、腹泻。西医诊断：病毒性肠炎，经输液治疗 3 天毫无疗效，腹泻一日 10 余次，质稀如水，饮水即泻，腹痛不明显，身畏寒，手足冷，舌苔白根腻，脉沉细。

八纲辨证为里虚寒，辨六经为太阴病，辨方证为四逆汤方证：

炮附子 15g，炮姜 10g，炙甘草 6g。

结果：服一剂泻止，但晚上食粥一碗又腹泻 3 次，食无味，心下满，上方加党参 10g。服一剂痊愈。

（2）太阳太阴合病缓则同治

代表条文：《伤寒论》第 163 条：太阳病，外证未除，而数下之，遂协热而利，利不止，心下痞硬，表里不解者，桂枝人参汤主之。

（3）太阳太阴合病里饮明显者，必在解表的同时利饮

代表条文：《伤寒论》第 67 条：伤寒，若吐、若下后，心下逆满、气上冲胸、起则头眩、脉沉紧，发汗则动经，身为振振摇者，茯苓桂枝白术甘草汤主之。

（4）太阳阳明太阴合病

代表条文：《伤寒论》第 71 条：太阳病，发汗后，大汗出、胃中干、烦躁不得眠、欲得饮水者，可少少与饮之，令胃气和则愈；若脉浮、小便不利、微热、消渴者，五苓散主之。

验案举隅：张某，男，93 岁。

初诊：2005 年 10 月 26 日。因尿潴留、留置导尿管两周住清华校医院，医护人员建议其手术遭到坚决拒绝，因而求服中药。

主证：耳聋，说话清楚，口干，汗出，恶寒，腰酸痛，大便干，2—3 日一行，舌苔白腻，脉沉弦细滑。

辨六经属太阳太阴阳明合病，辨方证为五苓散加生苡仁汤：

桂枝 10g，茯苓 12g，猪苓 10g，生白术 30g，泽泻 18g，生薏苡仁 30g。

二诊：2005 年 11 月 1 日。上药服五剂，诸症好转，拔除导尿管，尿通畅，但感尿道微痛。

上方加赤小豆 15g，阿胶珠 10g，服六剂出院。

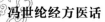

4. 少阴太阴合病

代表条文:《伤寒论》第 301 条：少阴病，始得之，反发热，脉沉者，麻黄细辛附子汤主之。

验案举隅：刘某，男，47 岁，乙肝患者。

初诊：1984 年 10 月 28 日，反复头痛 5 个月，近一月加重，曾中西医治疗效果不佳，因感乏力、精神疲惫，找名中医多以补肾为治，不见寸效。

刻下症：头痛绵绵，时轻时重，伴头昏乏力，白天昏昏欲睡，晚上多梦，时有鼻塞，恶寒，手足冷，口中微黏腻感，舌苔白根腻，脉沉细。

辨六经属少阴太阴合病，辨方证为麻黄附子细辛汤证：

麻黄 6g，川附子 6g，细辛 6g。

结果：一剂效，三剂愈。

按：本案是表里合病，表属少阴，里属太阴，故强壮解表同时治里饮，方证对应故见效快。

5. 厥阴太阴合病

代表条文:《伤寒论》第 148 条：伤寒五六日，头汗出、微恶寒、手足冷、心下满、口不欲食、大便硬、脉细者，此为阳微结，必有表，复有里也；脉沉亦在里也，汗出为阳微。假令纯阴结，不得复有外证，悉入在里，此为半在里半在外也；脉虽沉紧，不得为少阴病，所以然者，阴不得有汗，今头汗出，故知非少阴也。可与小柴胡汤，设不了了者，得屎而解。

验案举隅：刘某，女，47 岁，江苏宿迁人。

初诊：2009 年 10 月 22 日。口干、眼干、乏力 2 年，曾去苏州、上海、南京诊治，西医诊断：干燥综合征，时方诊断为燥证，但中西医治疗皆无效，所服中药多以养阴清热或益气抗邪为主，如生地、麦冬、元参、黄芪等，患者托亲友求诊。

刻下症：口干、眼干、乏力，早晨口苦，晚上烦躁失眠，胃脘胀，四逆，月经后期量少，大便干，2—3 日一行，舌苔白根腻，舌暗，脉沉细弦。

六经辨证厥阴太阴合病兼血虚水盛，方证为柴胡桂枝干姜合当归芍药散证：

柴胡 12g，黄芩 10g，天花粉 12g，生龙骨 15g，生牡蛎 15g，桂枝 10g，干姜 6g，当归 10g，白芍 10g，川芎 6g，泽泻 18g，生白术 30g，茯苓 12g，炙甘草 6g。

结果：服药一周后，大便每日一行，其他症状皆稍有好转，嘱减生白术为18g，服一个半月，诸症基本消除，停药。

四、小结

人患病正邪相争，症状反应复杂多变，常以六经证出现，可反应为单纯的六经的一经，但更多反应为合病并病，临床治病，先辨六经，继辨方证，求得方证对应治愈疾病，这是基本理念，但还必须知道，仲景书对合病并病的论治，亦总结了宝贵的经验，须仔细读有关论述，才能做到方证对应。

（2019 年 5 月赴加拿大讲稿）

第九节　胡希恕论通治

一、胡希恕题词架起中日学术交流桥梁

2011 年 5 月 19 日，正值胡希恕名家研究室成立和中日韩经方国际论坛召开之际，日本后藤学园中医学研究所所长兵头明先生赠送了一份珍贵的礼物——精美的木盒，内装他跟随胡希恕先生学习时的讲课和随诊录音、光盘及笔记医案等。弥足珍贵的是，兵头明先生请其父兵头义清先生在木盒上题词。兵头义清先生是促进中日友好关系的资深人士，曾多次受毛主席和周总理接见。1971 年 2 月 24 日周恩来总理在人民大会堂接见时，因其姓为"兵头"而被昵称为"元帅"。更弥足珍贵的是盒内惊现了胡希恕先生的题词（见图 1）。

这里用"惊现"二字，是因胡老一生仅有这一题词！而题词的内容更耐人寻味、耐人赞叹、令人瞩目。

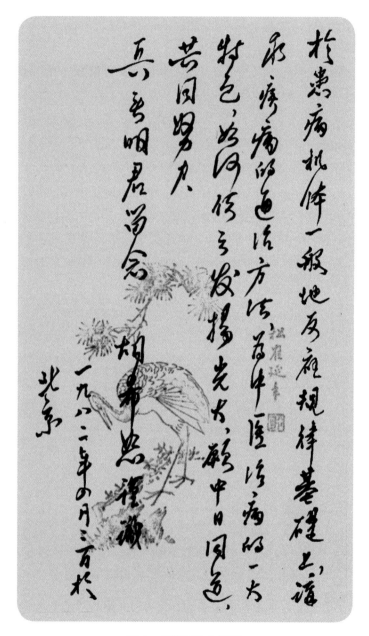

图 1 胡希恕先生题词

耐人寻味者，一幅题词标明了胡希恕先生学术特点；耐人赞叹者，一幅题词揭示了经方治病的方式方法；令人瞩目者，是通治二字，向日本汉方界传承了经方学术，架起了中日学术交流的桥梁。

题词"于患病机体一般的反应规律基础上，讲求疾病的通治方法，为中医治病的一大特色"，首先显示经方辨证是依据症状反应，治病不是辨病论治、不是专病专方，而是不论是什么病，都通用经方的六经辨证、辨方证治疗。也就是说经方辨证论治是依据症状反应，先辨六经，继辨方证，求得方证对应治愈疾病，常见病都通用这一治病方式方法。而下句的"如何使之发扬光大，愿中日同道共同努力"，是殷切希望中日两国共同努力，继承和弘扬中医。

该题词是有明显历史和学术背景的。中医东渡在日本生根发芽，江户时代的吉益东洞等人始学金元四大家却感临床疗效不济，继师孙思邈、张仲景医学，认识到经方《伤寒论》是瑰宝，能正确指导临床治病，因而力推经方，在日本成就汉方医学。其后多数汉方家，行医前主学《伤寒论》，行医后终生不辍研究《伤寒论》，敬《伤寒论》为圣典，故在日本有"汉方医学，始于《伤寒论》，终于《伤寒论》"之说。事有不测风云，明治维新效法欧洲文艺复兴，视传统为粪土，决策消灭汉方。但道可道，非常道，岂知经方的科学性坚不可摧，逆境中汤本求真等人毅然举起复兴经方的大旗，使汉方得以传承和弘扬。

吉益东洞等学用经方之始，即独具慧眼，弃阴阳五行，独取八纲，讲求方证对应。但受误读传统影响，始终未弄清《伤寒论》的六经实质，未明确经方理论的实质。更严重的是，日本用中药者多是西医，未系统学习过《伤寒论》，因此中医西化严重，不明确经方治病的方式方法，大多走向专病专方、以西医理论指导治病的迷途，临床上难免出现医疗失误，20世纪90年代轰动日本的"小柴胡汤副作用导致死亡事件"即是其例。该事件的始末是，20世纪70年代初期，津村顺天堂制成了小柴胡汤颗粒剂。1972—1976年，近畿大学东洋医学研究所主任有地滋教授通过4年研究，在和汉药研讨会上发表了"津村小柴胡汤颗粒对慢性肝炎有治疗效果"的报告，当时在日本引起了强烈的凡响。此后又有21家汉方厂家加入开发、生产小柴胡汤的行列，这些厂家资助和组织对小柴胡汤进行多方面的研究，使日本呈现了空前的小柴胡汤热。资料显示，小柴胡汤在日本是使用最多的药物，估计每年服用小柴胡汤者有100万人，消费金额约90亿—130亿日元。小柴胡汤在广泛地应用于治疗慢性肝炎的过程中，却连续出现了小柴胡汤引起间质性肺炎甚至死亡的报道。最初报道的1例，是1989年的一名70岁女性患者，主诉为发热、干咳、呼吸困难，胸部X线检查两肺呈弥漫性粒状网状阴影，小柴胡汤引起的淋巴细胞刺激试验

（DLST）阳性，初步诊断为小柴胡汤引起的间质性肺炎。至 1999 年底，服小柴胡汤造成间质性肺炎已升为 188 例，死亡 22 例。

对于导致死亡的主要原因，经方界人士明确指出："不是药有问题，而是用药的人有问题。""是不遵守有是证，用是方"的法则。日本汉方家多谴责有地滋的中医西化错误，如有地滋曾说："慢性肝炎肝硬化患者有关小柴胡汤的'证'消失了，还要继续长期服用小柴胡汤。""汉方非常安全，长期服用也没有问题。"误导人们滥用小柴胡汤，不遵守"有是证，用是方"的方证对应原则，是造成悲剧的主要原因。

"小柴胡汤副作用导致死亡事件"亦引起中国中医界的注意，《中国中医药报》曾专题报道评论，有专家撰文指出造成死亡的主要原因不是小柴胡的副作用，而是没有遵守辨证论治，更是没有读懂《伤寒论》。

业内人士指出，实际上有关小柴胡汤的使用注意事项早在《伤寒论》已有说明，如《伤寒论》第 97 条："血弱、气尽、腠理开，邪气因入……往来寒热，休作有时，嘿嘿不欲饮食……小柴胡汤主之。服柴胡汤已，渴者属阳明，以法治之。"即服小柴胡汤一剂后，渴者已属阳明病，证变了，以法治之，则所用的方药也要变化，当据证用清阳明热的白虎汤、承气汤等方，绝不能再用小柴胡汤。这就是经方治病的方式方法，其不是专病专方，而是"于患病机体一般的反应规律基础上讲求疾病的通治方法"。即临床治病，依据症状反应，先辨六经，继辨方证，求得方证对应治愈疾病。日本小柴胡汤副作用导致死亡事件这一惨痛教训恰好反证了这一理论的正确性、科学性。

兵头明先生于 1975 年至 1982 年到北京中医学院留学，刻苦好学，尊师重道，拜访了许多老中医，是留学生中的佼佼者。其学成回国之时，请胡老题词，胡老据中日两国的经方发展现状，因感题词如是，期望兵头明先生成为中日交流的使者，传承和弘扬经方。

光阴似箭，如今已过去了 30 多年，兵头明先生不辱使命，回国后积极投身于发展中医和中日医学交流工作。先后出版了《中医辨证学》《中国伤寒论解说》《金匮要略解说》《针灸学》等多部著作，2016 年 12 月 27 日受日本《中医临床》编辑部采访（刊登于《中医临床》2017 年 3 月、6 月）。报道中盛赞兵头明先生是"启蒙中医学的先驱！""架起了日中传统医学交流的桥梁！"赞美之词溢满全篇。

当然，胡老题词更期待中日两国共同发展经方学术，经方发展是未竟的事业，须要一代一代人传承发展，亦期待国内国际中医事业的发展。

二、通治是经方重要学术理念

胡老提出"通治"二字始于20世纪60年代，胡老个人办学时已见于笔端。如于《经方辨证施治概要》写道："中医治病，之所以辨证而不辨病，是与它的发展历史分不开的，因为中医发展远在数千年前的古代，当时既没有进步科学的依据，又没有精良器械的利用，故势不可能有如西医面向病变的实质和致病的因素，以求疾病的诊断和治疗，而只有凭借人们的本能，根据患病人体的症状反应，探索治病的方法经验，经过反复实践，不但促进了四诊的进步、药性的理解和方剂配伍的发达，而且对于千变万化的疾病，终于发明了一般的规律反应，并于此一般规律反应的基础上，试验成功了通治一般疾病的种种验方。"

这里的"通治"二字，是经方医学的理念，对于近代多数熟悉医经医学体系的人来说，常用脏腑辨证、辨病与辨证论治相结合、专病专方治病，看到此二字，多数人不免茫然。然此是经方治病的重要方式方法和理念，因此，有必要作一下解读。

1. 通治是经方治病的方式方法、重要理念

理解"通治"二字，必须首先要明确，中医从古至今就存在两大理论体系。经方治病，有其自成体系的方式方法，是不同于以《内经》为代表的医经体系的。章太炎曰："医之始，出于巫，古者，巫彭初作医。《移精变气论》曰：古之治病，可祝由而已……其后智慧萌动，知巫事不足任，术始分离，其近于巫者，流而为神仙家；远于巫者，流而为医经、经方两家。"两大医学体系始于上古神农时代，在汉代已明确记载于史册，如《汉书·艺文志》记载："医经者，原人血脉、经络、骨髓、阴阳表里，以起百病之本，死生之分；而用度针、石、汤、火所施，调百药齐和之所宜。""经方者，本草石之寒温，量疾病之浅深，假药味之滋，因气感之宜，辨五苦六辛，致水火之齐，以通闭解结，反之于平。"很明确，医经（以《内经》为代表）和经方（以《伤寒

论》为代表）说的是两个理论体系。但至今有人仍信守张仲景据《内经》撰写了《伤寒论》，认为中医的一切理论皆来源于《内经》，甚至认为医经是记载理论之书，经方是记载方药之书，经方没有理论，仲景把医经引入《伤寒论》中，经方才有了理论。历代许多考证已说明《伤寒论》自序之伪，如钱超尘于 2017 年在《中华中医药杂志》第 1 期专篇论著指出：章太炎在 20 世纪初（1936 年）就明确指出，《伤寒论》的六经与《内经》的六经根本不同，王叔和把《伤寒论》的六经牵强附会为《内经》经络脏腑是明显错误；又如岳美中指出："《伤寒论》的六经与《内经》的六经迥异。"已经说明了两个医学理论体系的不同。细读《伤寒论》全书更明确经方是原创思维的理论体系。

关于经方的起源，胡希恕老先生写道："中医发展远在数千年前的古代。"是说在上古神农时代已用药物治病，由于历史条件所限，只能凭借人们的自然官能与患病人体的症状反应，用问、望、闻、切四诊来探索治病的经验。传说中的"神农尝百草，一日而遇七十毒"是先民与疾病斗争的写照，表明我们的祖先在寻找、积累应对疾病有效药物时经历了反复探索和艰苦漫长的历程。在远古时代，我们的祖先面对大自然，认识大自然用的是八纲辨证，即寒热虚实表里阴阳。受自然气候变化的影响，难免生病，根据生病后所表现出的症状，寻找对应的有效药物进行治疗即八纲辨证。古人最先认识到病在表，用汗法，起初用单味药，如生姜、葱白、麻黄等；后来用多味药组成复方，如麻黄汤、桂枝汤等。渐渐又认识到病在里，用吐下法，最初用单味药，如瓜蒂、大黄、生石膏等；后来用多味药组成复方，如瓜蒂散、白虎汤、承气汤等方。这样渐渐积累了用什么药（单味药、多味药）治疗什么证（单方方证、复方方证）的方证经验，即方证对应经验。再随着治病经验的积累，方证积累越来越丰富，治病理论由八纲辨证发展到六经辨证。

胡希恕提出："仲景书本与《内经》无关！"是说经方理论的起源和发展自成体系，是原创理论体系，其基础理论是八纲。临床治病面对的不是一个病，而是以八纲为概念的证，即人体患病后出现的症状是在表，还是在里；是寒，还是热；是虚，还是实；是阴，还是阳。治疗是用发汗法还是吐下法？是温还是清？是补还是攻？这是一般常见病都会出现的相同的症状反应规律和治疗方法。通过长期临床实践，渐渐总结出有什么证则用什么药的方证对应经验，即胡老所述"对于万变的疾病，亦终于发明了一般的规律反应，并于此一般规律反应的基础上，试验成功了通治一般疾病的种种验方"。也就是说，疾病出现一般的规律反应，虽可见于许多疾病，却可用相同一法治疗，这样治法相同、相通，故胡希恕先生称之为通治。

因此，胡老提出的通治，既是经方治病原创思维的方式方法，亦揭示了经方辨证施治的实质。

2. 通治有关辨证施治实质

胡希恕先生有专篇论述"论辨证施治的实质"，指出辨六经，析八纲，再辨方证，以至施行合适的治疗，此即中医辨证施治的方法体系。该论著又进一步说明了中医辨证施治究竟治的疾病是什么、是一种什么样的治病方法，从而进一步论述通治是关系辨证施治的精神实质问题。

这里要特别强调，胡老明确坚持以唯物辩证法论述经方的病因病机，他指出："疾病为什么会有六经八纲一般的规律反应？于疾病一般的规律反应的基础上，而讲求疾病的通治方法，这的确是祖国医学的伟大发明，但为什么疾病会有六经八纲一般的规律反应，此为有关辨证施治之所以有效的理论根据，故有探讨的必要……基本不同的疾病，而竟有六经八纲一般的规律反应，若在机械唯物论的病理学家们看来，未免是咄咄怪事，但唯物辩证法认为，外因是变化的条件，内因是变化的根据，外因通过内因而起作用。患病机体之所以有六经八纲一般的规律反应，主要的原因不是来自疾病的外在刺激，而是来自机体抗病的内在作用。"重视内因的发病作用，与只强调外因的机械唯物论有明显不同。这里不得不提一下，章太炎对中医掺入了机械唯物论、唯心辩证法的批判："中国医药，来自实验，信而有征，皆合乎科学，但历受劫难，一为阴阳家言，掺入五行之说，是为一劫；次为道教，掺入仙方丹药，又一劫；又受佛教及积年神鬼迷信影响；又受理学家玄空推论，深文周内，离疾病愈远，学说愈空，皆中国医学之劫难。"其中理学家玄空推论是指魏晋南北朝时期的以何晏、王弼为代表的玄学运气学说，以形而上学为主，强调事物的发展在于外因，其运气学说代表著作，是王冰撰著的七篇大论加入《内经》，对中医造成重大影响，对理解经方造成很大障碍。胡老坚持以唯物辩证法讲解经方的病因病机，维护了中医的科学性，让后学便于理解。胡老认为一般常见病的发病皆是"机体与疾病斗争的形式随时反映出来"，治病不能只强调外因，而是要看内外因相互作用的结果，即人体抗病机能与外邪斗争出现的临床症状。我们的祖先通过长期的临床实践，总结出常见病的发病规律及治疗方法，此都记载于仲景书中，正如胡希恕先生的笔记所记载："中医所谓为表证者，即机体欲借发汗的机转，自体表以解除疾病而未得解除的形象；中医所谓为里证者，即机体欲借排便或涌吐的机转，自消化管道以解除疾病而未得解除的形象；中医所谓半表半里证者，即机体欲借诸脏器的协力作用，通过呼吸、大小便、出汗等方式以解除疾病而尚未得解除的形象；此为限于机体的自然结构，而势所必然地影响疾病斗争的固定方式，于是表、里、半表半里便规定了凡病不逾的病位反应，若机体的机能亢进，则有阳性的一类证候反映于病位；若机体的机能沉衰，则有阴性的一类证候反映于病位，简单来说，疾病刺激机体，机体即应之以斗争，疾病不解，斗争不已。疾病的种类虽殊，而机体斗争的形式无异，此之所以有六经八纲的一般的规律反应。"胡老这里讲述的发病规律即经方的病因病机，这一病因病机恰当地说明了《伤寒论》的六经实质，胡老论述道："不论什么病，而患病机体的反应，在病位则不出于表、里、半表半里，在病情则不出于阴、阳、寒、热、虚、实，在病型亦只有三阳三阴的六类，通过临床实践的证明，这亦确属屡经屡见的事实，以是可知，则六经八纲者，实不外是患病机体一般的规律反应，中医辨证既首先辨六经八纲，中医施治，亦主要是通过六经八纲以定施治准则，故可肯定地说，中医辨证施治的首要精神，即是在患病机体一般的规律反应的基础上，讲求一般疾病的通治方法。"

道理似乎已讲明白，但为了让后学明了辨证施治的精神实质，胡老又进一步写道："太阳病并不是一种个别的病，而是以脉浮、头项强痛而恶寒等一系列的证候为特征的一般的证。有如感冒、流感、伤寒、麻疹等，于初发病时，经常发作这样太阳病之证，中医即依治太阳病的发汗方法治之，则不论原发的是什么病，均可彻底治愈。试想，各种不同的病，竟都发作太阳病这样相同的证，这不是患病人体一般的规律反应是什么？治疗太阳病证的同一发汗方法，而能治愈各种基本不同的病，这不是于患病人体一般的规律反应的基础上，而讲求疾病的通治方法又是什么呢？再就方证的说明来看，对于六经八纲治则的执行，势必遵循适应整体用药的严格要求，显而易见，则中医的辨证论治，还具有适应整体治疗的另一精神，也就是说，中医辨证论治，虽然是于患病人体一般规律反应的基础上，讲求疾病的通治方法，但同时必须在适应整体的情况下施行之。若为中医辨证论治下一个简明的定义，那就是：于患病人体一般的规律反应的基础上，而适应整体，讲求疾病的通治方法。"通治、辨证施治的实质于此得到明确完整论述。

3. 通治用于临床

由于误读传统，后世注家认为《伤寒论》是治外感病的，《金匮要略》是治内伤杂病的；又有人主张辨病论治、专病专方治疗等，皆未认识到经方治病的方式方法是通治。对于通治，胡老指出："众所周知，中医以一方常治多种病，而一种病常需多方治疗，即为这种治疗精神的有力证明。"这在临床中得到了反复验证，如胡老用大柴胡汤治愈了顽固性哮喘、脑血管病、冠心病、急性阑尾炎、噤口痢等，即是一方常治多种病的体现。又如胡老治疗冠心病，不是专病专方治疗，而是根据适应证或用栝楼薤白半夏汤、大柴胡汤合桂枝茯苓丸、炙甘草汤、木防己汤……有是证，用是方（参见《中国百年百名中医临床家胡希恕》），即一种病需多方治疗的体现。不过这里要强调一下，理解通治，理解辨证施治实质，需要读懂《伤寒论》，并于临床实践中去体悟。《伤寒论》的全书内容皆显示通治思想，即临床上不论是什么病，不论是急性病还是慢性病，不论是常见病还是少见病，都是根据症状反应，先辨六经，继辨方证，求得方证对应治愈疾病，这即是经方通治的方式方法。

由以上可知，胡希恕先生提出"通治"二字，是读懂《伤寒论》、认识经方治病方式方法的关键思维，亦是理解经方的辨证施治实质的关键理念。

（原载于《中医药通报》2018 年 4 月第 17 卷第 2 期）

第十节　胡希恕提出原因疗法

基于唯物辩证法，"外因是变化的条件，内因是变化的依据，外因通过内因而起作用"这一普遍真理，则患病人体之所以有六经八纲这样一般的规律反应，其主要原因，不是由于疾病的外在刺激，而是由于人体抗御疾病机制的内在作用。

胡希恕在《经方辨证论治概论》中系统论述了经方理论体系，明确了经方是怎样治病及治疗疾病的实质是什么，率先提出经方辨证论治是适应人体的抗病机制的治疗，是临床上最理想的一种原因疗法。

学习中医需要沉思，唯有沉思才能悟彻中医。1996 年冬，胡希恕讲述了经方治病的方法是"原因疗法"，当时只是有所记忆，因劳烦于生活琐事，始终未理解其涵义。直至近几年通过反复读笔记，读张仲景医书，才渐渐有所领悟。

一、原因疗法的提出

胡希恕提出原因疗法初见于《经方辨证论治概论》。胡希恕论述经方辨证施治的实质时下了一个简明的定义，即："于患病人体一般规律反应的基础上，而适应整体，讲求疾病的通治方法。"后文中为了加深读者理解，进一步解释道："对于辨证论治的精神，虽如上述，但治疗疾病的实质究竟是什么？这一本质的问题还未明确，因而也就无从知其所以有验的道理。解答这个问题，只有弄清患病人体何以会有六经八纲这样一般的规律反应才行。"由以上可看出，适应人体的抗病机制的治疗，可以说是最理想的一种原因疗法。"

二、原因疗法的涵义

胡希恕提出原因疗法是经方理论的概念，不是指医经、时方的病因治疗、审因论治。这里所指的原因，不是指引起发病的病因，而是胡希恕论述的"六经八纲的规律"。这里要特别说明的是，因历史上诸多原因，后世医家不了解经方的理论，认为经方无理论、不讲病因病机。胡希恕的"原因疗法"，即是讲述经方的病因病机。

经方与时方对病因病机的认识有明显不同，但有一些后世医家往往只强调致病外因，而忽视内因。如：认为《伤寒论》中的伤寒是"伤于寒"，中风是"中于风"，温病是"感受温邪"，治疗则针对病因散寒、祛风、清热。章太炎对此早已给予批判："伤寒、中风、温病诸名，以恶寒、恶风、恶热命之，此论其证，非论其因，是仲景所守也。"更严重的是，魏晋南北朝时期，玄学、运气学加入中医理论中混淆了很多概念，对此，章太炎指出这是中医的劫难："中国医药，来自实验，信而有征，皆合乎科学，中间历受劫难，一为阴阳家言，掺入五行之说，是为一劫，次为道教，掺入仙方丹药，又一劫；又受佛教及积年神鬼迷信影响；又受理学家玄空推论，深文周内，离疾病愈远，学说愈空，皆中国医学之劫难。"经方的发展史说明，以医经注释张仲景医书造成误读传统会致使经方理论含糊不清，不易读懂。

胡希恕以经方原创思维结合近代唯物辩证法，科学地阐释了经方的病因病机。为了让大家系统地了解胡希恕的论述，下面摘录其笔记有关内容如下："基于唯物辩证法'外因是变化的条件，内因是变化的依据，外因通过内因而起作用'这一普遍真理，则患病人体之所以有六经八纲这样一般的规律反应，其主要原因，不是由于疾病的外在刺激，而是由于人体抗御疾病机制的内在作用。众所周知，冬时天寒则多溺，夏时天热则多汗。假如反其道而行之，人于夏时当不胜其热，而于冬时将不胜其寒，此皆人体抗御外来刺激的妙机。若论疾病的侵害，则远非天时的寒热所能比，人体自有以抗御之，又何待言！中医谓为正邪交争者，意即指此，屡有不治即愈的病，均不外于正胜邪却的结果。不过往往由于自然良能的有限，人体虽不断斗争，而病终不得解，所谓邪之所凑，其气必虚，于是则正邪相拒的情况，亦随时以证的形式反应出来。如所谓表证，即是人体欲借发汗的机转，自体表以解除其病的反应；如所谓里证，即是人体欲借排便或涌吐的机转，自消化管道以解除其病的反应；如所谓半表半里证，即是人体欲借诸脏器的功能协力，自呼吸、大小便、出汗等方面以解除其病的反应。此为基于人体的自然结构，势所必然的对疾病斗争的有限方式，以是则表、里、半表半里便规定了凡病不逾的病位反应。若人体的机能旺盛，则就有阳性的一类证反应于病位；若人体的机能沉衰，则就有阴性的一类证反应于病位。一句话概括，疾病侵入于人体，人体即应之以斗争，疾病不除，斗争不已，以是则六经八纲便永续无间地见于疾病的全过程，成为凡病不逾的一般的规律反应。古人于此早就有明确的认识，以下介绍有关论说，以供参考。《素问·评热病论》曰：'今邪气交争于骨肉，而得汗出者，是邪却而精胜也。精胜则当能食，而不复热。复热者，邪气也。汗者，精气也。今汗出而辄复热者是邪胜也，不能食者，精无俾也。病而留者，其寿可立而倾也。'《伤寒论》第97条：'血弱气尽，腠理开，邪气因入，与正气相搏，结于胁下，正邪分争，往来寒热，休作有时，嘿嘿不欲食，脏腑相连，其痛必下，邪高痛下，故使呕也，小柴胡汤主之。'以上《素问》一段虽是论阴阳交的死证，但与表证时人体欲汗的抗病机制同理，尤其对或精胜或邪胜的阐述均颇精详。《伤寒论》一段，是说太阳病自表传入半表半里，亦由于人体抗病机制的改变所致。古人对于疾病的体验，达到如此精深境界，正所谓实践出真知也。六经八纲的来历既明，对照前述的治则，显而易见，则其所以有验自非偶然。为证明所言非虚，再以太阳病证为例释之。如前所述，太阳病是以脉浮、头项强痛而恶寒等一系列证候为特征的，今就这些证候分析如下。脉浮：这是由于浅在动脉的血液充盈所致。头项强痛：因为上体部血液充盈的程度为甚，故在上的头项体部，更感有充胀和凝滞性的痛疼。恶寒：体表的温度升高，加大了与外界气温的差距，故觉风寒来袭的可憎。由于以上的证候分析，正足以说明人体已把大量体液和邪热，驱集于上半身大部分的机体表面，欲汗出而不得汗出的一种情况。太阳病的治则是发汗，这不正是适应人体欲汗出的病机，从而达到汗出的原因疗法吗？由以上可看出，适应人体的抗病机制的治疗，可以说是最理想的一种原因疗法。"

胡希恕不但引用《伤寒论》的有关论述，亦引用《内经》的有关论述，并结合临床阐释了原因疗法，这里没有脏腑经络、五行运气论述病因病机，我们可初步理解，这是经方原创思维，是经方的病因、病机。具体来说，治病主要通过症状先辨六经，这样明确了人体抗病机制的状态，就能制定正确的原则疗法，证在表用汗法，即发汗祛邪法。表证又分阴阳，表阳证，温中发汗即可；表阴证，则须温阳强壮发汗。证在里，里阳证泻下清里热；里阴证，则须温里强壮祛里寒。证在半表半里，半表半里阳证，和解清热；半表半里阴证，温阳强壮和解清热。

三、原因疗法应用于临床

章太炎曰："中国医药，来自实验，信而有征，皆合乎科学。"是说中医的科学理论来自于临床实践，并能经得起临床考验。胡希恕提出的原因疗法，即是如此，从临床治验即可验证。

案一（胡希恕的临床验案）：吴平，男，22 岁，住院病案号 59。

初诊：1959 年 12 月 15 日。发热恶寒二天，伴头痛、咽痛、咳嗽、胸痛胸闷，经 X 线检查：为右肺下叶非典型肺炎。既往有肝炎、肺结核、肠结核史。常有胁痛、乏力、便溏、盗汗。前医先以清热解毒、辛凉解表（桑叶、银花、连翘、薄荷、羌活、豆豉等）治疗，患者服一剂后汗出热不退。患者又请他医诊治，仍用清热解毒、辛凉解表，急煎服，服后诸症加重。1959 年 12 月 14 日静脉输液用抗生素，当夜高烧仍不退，体温 39.4℃，并见鼻煽、头汗出。又予麻杏石甘汤加栀子豉汤，服三分之一量后，至晚 11 时出现心悸、肢凉，请胡希恕会诊。

胡希恕据患者体温变化呈往来寒热，并见口苦、咽干、目眩、头晕、盗汗、汗出如洗、不恶寒，苔黄，舌红，脉弦细数，认为表证已解，但连续发汗解表，大伤津液，邪传少阳阳明。治法和解少阳兼清阳明热，处方小柴胡汤加生石膏汤：柴胡五钱，黄芩三钱，半夏三钱，生姜三钱，党参三钱，大枣四枚，炙甘草二钱，生石膏二两。

药服一剂，后半夜即入睡，未发寒热及盗汗。16 日仍头晕、咳嗽痰多带血。上方加生牡蛎五钱，服一剂。17 日诸症消，体温正常。12 月 22 日（一周后）X 线检查：肺部阴影吸收。

按：本案显示了时方派与经方派思维模式的明显不同。前医一而再，再而三清热解毒、辛凉解表而热不退。胡希恕指出："此已无表证，因证已属少阳阳明合病，少阳阳明皆不可发汗，辛凉解表亦伤津液，故发汗徒伤津液，使热更高。"本案是少阳阳明合病，因此用小柴胡汤加生石膏和解清热而病愈。

案二（笔者的临床验案）：安某，女，66 岁。

初诊：2007 年 2 月 26 日。反复发热 2 周。患者于 2 月 15 日中午无明显诱因自感发热，体温 37.5℃，晚上出现寒战、发热、无汗，体温 39.5℃。急诊留观，静滴先锋霉素 3 天，热不退，后又合用清开灵。静滴清开灵症见寒战高热，胸闷烦躁，用激素急救后缓解，但热仍不退，又用阿奇霉素和先锋霉素静滴 3 天，症状仍如前，遂收入风湿免疫病房。会诊时症见：上午有汗，晚上 9 时许汗止而寒战高热无汗，体温最高 40.4℃，半夜汗出热退，畏风，如此天天反复，口干、乏力，脉浮数，苔白腻。

依据症状反应分析，此为太阳病见营卫不和，辨方证为桂枝汤证：桂枝10g，白芍10g，炙甘草6g，生姜12g，大枣4枚，嘱晚上8时温服，并啜粥温覆，一剂。

服药一剂后微汗出，未再出现寒战。体温37.6℃，后继服麻杏苡甘汤、桂枝加龙骨牡蛎汤而愈。

按：本案患者用清开灵输液后出现一系列症状。急诊时，患者高热恶寒表证明显存在，治疗时未针对疾病在表这一原因，而反予清开灵大苦大寒攻下里热，表证不得解，且引邪入里，使病情陡然加重出现诸多反应。《伤寒论》中早有说明，如第131条："病发于阳，而反下之，热入因作结胸……所以成结胸者，以下之太早故也。"可知造成输液热不退的主要原因是药物未能针对病因，即当先解表却反攻里。再看输液反应后的症状，本案是症状反应在表的阳证，因又见汗出畏风，定时发热，据《伤寒论》第54条："病人藏无他病，时发热、自汗出，而不愈者，此卫气不和也，先其时发汗则愈，宜桂枝汤。"故处方桂枝汤。

胡希恕在《经方辨证论治概论》中系统论述了经方理论体系，明确了经方是怎样治病及治疗疾病的实质是什么，率先提出经方辨证论治是适应人体的抗病机制的治疗，是临床上最理想的一种原因疗法。书中阐明了经方治病的方式方法是原因疗法，是针对人患病后呈现的抗病机制这一原因。这一疗法的实现是通过辨证论治，并别于以《内经》为代表的医经理论体系。其的特点是："于患病人体一般的规律反应基础上，而适应整体，讲求疾病的通治方法。"胡希恕明确指出，经方是根据症状反应辨证，即根据人患病后，正邪相争出现的症状，而不是根据致病因素辨证。对经方的论治是通治，即不论急性病还是慢性病，不论是外感病还是内伤杂病，皆是根据症状反应先辨六经，继辨方证，做到方证对应治愈疾病，而不是辨病论治、专病专方治疗。

理解了胡希恕对经方辨证论治的论述，便认清经方治病的方式方法，亦可明了经方辨证论治与医经辨证论治的不同。再读《伤寒论》可较易读懂，也不再认为《伤寒论》的内容是治疗外感病且只治伤寒而不能治温病。

（原载于《中国中医药报》2018年7月25日004版"学术"）

第二部分 条文、方证解疑

第一节 《伤寒论》潮热证解

潮热见于《伤寒论》三阳篇，后世注家多注解为："发热定时增高，如潮水之至，涌作有时。"经方大师胡希恕先生则认为："潮热，有人解释为定时发热，是错误的，潮热，乃其热如潮，形容热势汹涌。"并指出：要正确理解潮热的含义，就要从有关六经和方证来分析。

《伤寒论》有关潮热的论述有 11 条，解读这 11 条可理解潮热确切含义。

一、潮热主于里实热

《伤寒论》第 104 条："潮热者，实也。"指出潮热第一要义是里实之热，一般有潮热即表示有邪热内结、腑实已成。后世医家也强调这一看法，如尤怡谓："有潮热者为胃实，热不潮，为胃未实。"唐容川谓："仲景所言潮热，皆是大肠内实结。"阳明病有里证和外证不同，阳明病外证为"身热，汗自出，不恶寒，反恶热"，而阳明里证突出的特点是潮热，潮热是鉴别阳明腑实证与阳明外证的主症。

二、潮热主于阳明而见于三阳

潮热是阳明腑证出现之热，但亦常见于太阳阳明、少阳阳明合病并病。如第 201 条："阳明病，脉浮而紧者，必潮热，发作有时，但浮者，必盗汗出。"脉浮而紧者属太阳，见潮热发作有时，标明太阳传阳明，此为太阳阳明合病所见潮热。第 104 条："伤寒十三日，不解，胸胁满而呕，日晡所发潮热，已而微利。"及第 229 条："阳明病，发潮热，大便溏，小便自可，胸胁满不去者，小柴胡汤主之。"是少阳阳明并病所见潮热；第 231 条："阳明中风，脉弦浮大……有潮热，时时哕……外不解，病过十日，脉续浮者，与小柴胡汤。"是三阳合病所见的潮热。

三、潮热决定里实热治疗

阳明里实热治疗原则用下法，而下法必有可下之征，潮热即是可下的重要指征之一，如第 208 条："阳明病，脉迟……有潮热者，此外欲解，可攻里也。"即阳明病见到潮热多属可下。但根据潮热的程度、合并证的不同而治疗原则也不同，如第 104 条："伤寒十三日不解，胸胁满而呕，日晡所发潮热，已而微利……先宜服小柴胡汤以解外，后以柴胡加芒硝汤主之。"是潮热见于少阳阳明并病的治法。值得注意的是，《伤寒论》论述潮热最多的是承气汤方证，有无潮热决定是否用承气汤，如第 208 条："阳明病，脉迟……有潮热者，此外欲解，可攻里也，手足濈然汗出者，此大便已硬也，大承气汤主之……其热不潮，未可与承气汤；若腹大满不通者，可与小承气汤。"潮热是用大承气汤重要指征，如不见潮热，但腹部胀满且大便不通，仍不可服大承气汤，仅可以服小承气汤。还有第 209、212、214、215、220 等条，皆是由潮热来判定是否用承气汤。由承气汤证可知，其里热势如潮涌，热盛常导致神昏谵语，故多须大承气汤急下除热救津液以使患者不死。因此，《伤寒论》非常重视潮热的出现，把潮热作为辨别阳明里实热的主症。潮热有无是用承气汤与否的主要依据。

另外，潮热表明有里实热，阳明病的形成是因"太阳病，若发汗、若下、若利小便，此亡津液，胃中干燥"，外邪入里或者外邪直中于里。里实热的主要特点是津液伤重而热势高，潮热症出现，说明里实热明显，故潮热主要是说热势汹涌如潮。这里要注意的是，这里的如潮，只是指其势，并无含其时，非主汛而定时之意，仔细分析《伤寒论》条文可明了，如第201条："阳明病，脉浮而紧者，必潮热发作有时。"这是说太阳阳明合病，虽然里实热已现，但表未解，潮热轻，故有时见潮热，有时无潮热，可知潮热本义不含时间概念；又如第137条："太阳病，重发汗而复下之，不大便五六日，舌上燥而渴，日晡所小有潮热，从心下至少腹硬满而痛不可近者，大陷胸汤主之。"是说大陷胸汤方证亦见潮热，其潮热因热与水结而轻，为小有潮热，且只在日晡时出现，亦可知潮热本身不含"涌作有时"之意。潮热见于太阳阳明合病，更属无汗，如第201条的"阳明病，脉浮紧者，必潮热发作有时"，脉浮紧，是伤寒表实无汗的脉应，因此，太阳阳明合病出现潮热，当不见汗出，如有汗出则脉不会再浮紧，足证潮热不一定有汗或皮肤潮湿。

简而言之，潮，非主汛而定时之意。潮热，是阳明里实热时出现的特有热型，其特点是热象甚剧，热势如潮涌。

（原载于《中国中医药报》2007年11月8日第005版"学术"）

第二节 《伤寒论》第28条方证解

明代赵开美复刻的宋本《伤寒论》第28条："服桂枝汤或下之，仍头项强痛，翕翕发热，无汗，心下满，微痛，小便不利者，桂枝去桂加茯苓白术汤主之。"自成无己注《伤寒论》至近代百余年来争论不休，其争论情况大致为五种观点：①否认桂枝去桂者，如吴谦、尾台榕堂、吉益献等；②承认桂枝去桂加茯苓、白术者，如王肯堂、尤在泾、柯韵伯、陈修园、徐灵胎等；③主张桂枝汤加茯苓、白术者，如成无己、丹波元简等；④认为经文有误、方证不合者，如汪琥、钱璜、喜多村等；⑤认为去桂去芍者，如阎德润等。其争论的焦点是：条文是否有误和怎样理解桂枝去桂加茯苓白术汤方证，其关键是辨清六

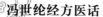

经、病性、方证。

一、辨六经所属

吴谦《医宗金鉴》认为："去桂当是去芍，此方去桂，将何以治头项强痛、发热之表乎？"其从者较众，经方大师胡希恕也从其说。尾台榕堂《方伎杂志》说："去桂二字可疑，方剂无去其主药之理，桂枝去芍药加附子汤、桂枝去芍药加皂荚汤、桂枝去芍药加蜀漆龙骨牡蛎汤……此等诸方，其所去加，皆不过臣佐药，可以证焉。"认为头项强痛、翕翕发热等太阳表证仍在，不能去桂枝，并据第22条"太阳病，下之后，脉促胸满者，桂枝去芍药汤主之"为例，本方证有"心下满，微痛"，认为桂枝去桂是去芍之误。即桂枝汤加减其他药均可，唯独不能去桂枝。但仲景书中有去桂加白术汤、真武汤等，它们都是桂枝汤加减的方药而无桂枝。可见，桂枝汤加减并非不能去桂枝。这里要看本条的证候特点，明了六经所属。

条文明确提出有"仍头项强痛，翕翕发热，无汗"，据此认为证属太阳之表，多数注家看法一致。值得注意的是，尚有"心下满，微痛，小便不利"，要明确当属何病。根据张仲景辨证规律，此类证候属里虚寒而津液伤，应属太阴，即本条六经所属为太阳太阴合病。

二、辨病性所属

桂枝汤用于单纯的太阳表虚证，如是表实证或合并水饮或合并少阳证等则不可应用，张仲景有详细论述。对本条之证，陈修园曰："以其无汗，知桂枝汤不能丝丝入扣也。桂枝之长于解肌，不长于利水，故知桂枝之不可用也。"即本条所述之证不宜用桂枝，适用何药，要根据具体症状，应先判定病性所属，再辨属何方证。因原本不是桂枝汤证，而治疗"服桂枝汤或下之"，无论发汗或下之都造成津液损伤、表虚邪入里。从治后症状看，"仍头项强痛、翕翕发热、无汗、心下满微痛、小便不利"，此为外邪内饮证。仲景书多处强调治疗外邪内饮必在解表的同时利饮，如苓桂术甘汤、五苓散、小青龙汤、去桂加白术汤等方证，桂枝汤已方不对证，其适应方药是什么呢？原文也提到"服

桂枝汤或下之"出现的变证，已说明本条之证，已不属单纯的太阳表证。因有
小便不利，可知有内饮；因有仍头项强痛、翕翕发热，可知有外邪，即本条病
性属外邪内饮的太阳太阴合病。

三、辨方证所属

徐灵胎说："头痛发热，桂枝证仍在，以其无汗，则不宜更用桂枝。"即本
证无汗，不能再用桂枝。而《伤寒论》第16条已指出："桂枝本为解肌，若其
人脉浮紧、发热汗不出者，不可与之也，常须识此，勿令误也。"是说表证无
汗不能再用桂枝汤，应选用其他发汗、解表的方药。选用何方，要看具体的方
证。这里已明确本条所属外邪内饮的太阳太阴合病，仔细读仲景书，治外邪内
饮的方证，除用桂枝汤变方的苓桂术甘汤、五苓散、小青龙汤等用桂枝外，尚
有不用桂枝者，如真武汤、去桂加白术汤。

真武汤方证，即《伤寒论》第82条："太阳病发汗，汗出不解，其人仍发
热，心下悸、头眩、身𣊫动，振振欲擗地者，真武汤主之。"彼方证与本方证
非常近似，亦是太阳病发汗，表不解且激动里饮的外邪里饮证，与28条相类
而不同，相类者皆属外邪内饮；不同者，真武汤方证为汗多伤津，由表阳证陷
于表阴证即少阴病，而去桂加茯苓白术汤方证的表仍为太阳病。治疗用药亦相
类而不相同，相同者都在解表同时利饮，即用生姜解表，用茯苓、白术利饮。
不同的是，真武汤因表虚寒，治疗用生姜同时必用附子温阳强壮解表，而去桂
加茯苓白术汤则只用生姜解表。这种治疗不同，其实质是因汗、下等治疗造成
津伤程度的不同、所出现的证候不同、六经所属的不同而决定。

去桂加白术汤方证，《伤寒论》第174条："伤寒八九日，风湿相搏，身体
痛烦，不能自转侧，不呕、不渴、脉浮虚而涩者，桂枝附子汤主之；若其人大
便硬、小便自利者，去桂加白术汤主之。"风湿痹痛也是外邪内饮证，不过，
由桂枝附子汤已知为少阴夹饮，今又见大便硬和小便自利，可判定此外邪内饮
又继发里津液虚而致大便硬，故治疗这种外邪内饮，仍需解表利饮，同时还要
补中生津通便。因此解表不适宜再用桂枝，而用生姜、附子解少阴之表，而利
饮加用有补中生津且有润燥通便功能的白术。

三方的共同特点都用生姜解表而不用桂枝，可知仲景原意此三方仅限于用

生姜解表，原因是津液伤甚，不但不能用麻黄发汗，也不能用桂枝发表，虑其伤津液也！这种情况唯有用生姜温中健胃解表恰到好处。这样分析，《医宗金鉴》所担心的去桂则无力解表就是多余的了，而说明桂枝去桂加茯苓白术汤原文是仲景系统理论指导，其原文是正确的。

基于以上探讨，该条原文解读如下：头项强痛、翕翕发热，虽然有似桂枝汤证，但桂枝汤证有自汗，今无汗出，说明不是桂枝汤证。心下满微痛，虽然有似里实证，但里实小便当利，今见小便不利，这说明不是里实。医者先据有表证用桂枝汤发汗解表，后又据里实用攻下治里实，因药不对证，故病证依然如故。其实此病的主要矛盾为小便不利，为外邪内饮证，因水伴气逆上冲，故心下满微痛；里气阻塞，表失通透，故形似桂枝汤证而无自汗出，已不属桂枝汤方证，这种情况治疗时，必须以茯苓、白术利其小便，同时再以桂枝去桂汤中的生姜以解外，这样才能使表解水去而病除。

（原载于《中国中医药报》2006 年 5 月 17 日第 005 版"学术"）

第三节 《伤寒论》第 148 条方证考

《经方传真》是整理胡希恕老师以方类证的经验，出版后发现于小柴胡汤类证中，没有把《伤寒论》第 148 条收入，以为是老师疏忽，但细读其他方证却无一条疏漏者，久疑不解。近翻阅老师 20 世纪 70 年代末期笔记，看到胡老师反复修改第 147 条和 148 条，终有所悟，老师是在思考：本条是属小柴胡汤方证？还是属柴胡桂枝干姜汤方证？

一、小柴胡汤方证是半表半里阳证

《伤寒论》论述小柴胡汤方证有 19 条之多，仅次于大承气汤、桂枝汤，是仲景论述最多、最详的方证。《伤寒论》第 97 条论述了少阳病小柴胡汤方证的形成:"血弱、气尽、腠理开,邪气因入,与正气相搏,结于胁下。"第96条阐明了小柴胡汤方证的四大要证,即:"伤寒五六日中风,往来寒热、胸胁苦满、嘿嘿不欲饮食、心烦喜呕。"仲景在《伤寒论》还详细论述了"呕而发热者""太阳病,脉浮细、嗜卧而胸满胁痛者""伤寒四五日,身热恶风、颈项强、胁下满、手足温而渴者""热入血室经水适断、寒热如疟状者""阳明病胁下硬满、不大便而呕、舌上白苔者""伤寒差以后更发热者""诸黄腹痛而呕者""妇人产后痉、郁冒、大便难而呕不能食者""四肢苦烦而头痛者"等诸多条文。这些论述,使我们清楚了小柴胡汤方证为半表半里阳证。

二、柴胡桂枝干姜汤方证属半表半里阴证

有关论述柴胡桂枝干姜汤方证者,在《伤寒论》只有一条,即第147条:"伤寒五六日,已发汗而复下之,胸胁满微结,小便不利,渴而不呕,但头汗出,往来寒热,心烦者,此为未解也,柴胡桂枝干姜汤主之。"是说原为太阳伤寒,经过发汗、攻下治疗后,津液损伤内传半表半里,因见胸胁满、往来寒热,与少阳证类似,但因津液伤甚,故见小便不利、渴而不呕、但头汗出、微结(大便干)等与小柴胡汤方证不同的症状,应用柴胡桂枝干姜汤治疗。由本条可看出,柴胡桂枝干姜汤方证比小柴胡汤方证津伤更重,因此出现微结,从方药变化看,以甘草干姜汤理中气以复津液,其方证比小柴胡汤方证明显转阴。但后世多以《内经》释《伤寒论》,未明确柴胡桂枝干姜汤方证属半表半里阴证。胡希恕老师结合分析《金匮要略·疟病》附方之柴胡桂枝干姜汤方:"治疟寒多,微有热,或但寒不热,服一剂如神效。"把其方剂的适应证归结为:"渴而不呕,寒多热少或但寒不热而大便干者。"明确为阴虚寒证。对此,后世亦有不少经方家对两方进行对比研究,如"当年刘渡舟老师与经方名家陈慎吾先生请教本方的运用时,陈老指出:柴胡桂枝干姜汤治疗少阳病而又兼见阴证机转者,用之最恰"(《刘渡舟伤寒临证指要》)。张路玉指出:"小柴胡汤本阴阳二停之方,可随疟之进退,加桂枝、干姜,则进而从阳,若加栝楼、石膏,则进而从阴。"小柴胡汤方证和柴胡桂枝干姜汤方证同属于半表半里病位,不同的是,小柴胡汤方证属半表半里阳证,而柴胡桂枝干姜汤属半表半里阴证。

三、第 148 条为柴胡桂枝干姜汤方证

《伤寒论》第 148 条是"阳微结",由于津液内竭而致大便硬结:"伤寒五六日,头汗出、微恶寒、手足冷、心下满、口不欲食、大便硬、脉细者,此为阳微结,必有表,复有里也;脉沉亦在里也,汗出为阳微。假令纯阴结,不得复有外证,悉入在里,此为半在里半在外也;脉虽沉紧,不得为少阴病,所以然者,阴不得有汗,今头汗出,故知非少阴也。可与小柴胡汤,若不了了者,得屎而解。"本条中的阳微,指津液微少,全文可分以下三段解之。

头汗出,微恶寒,为表还未解;心下满、口不欲食、大便硬者,是里有所结;津虚血少则脉细,不充于四末则手足冷,可见此似阳明内结,而实是由于津液内竭所致,故谓此为阳微结而显与胃家实的阳明病有别,所以必有表,复有里。虽脉沉亦在里之诊,如其为阳明病,依法当多汗,今只头汗出,故知为阳微,而非胃家实的阳明病也。

假令是纯阴证太阴病的脏结,亦不得复有外证,当悉入在里,而以上为证乃半在里半在外也,故肯定不是脏结。

脉虽沉紧(细),亦不得认为少阴病,所以然者,阴证不应有热上亢的头汗出,今头汗出,故知亦非少阴病也。关于其治疗,津液内竭的阳微结,汗、下均非所宜,只可与小柴胡汤通其津液,和其表里治之。如服小柴胡汤后仍不了了者,即因大便燥结者,可酌加通便药,大便得通则解。

由以上可知,本条主要论述汗、下误治而致津液内竭的变证,仲景用排除法分析:此证有表证,但不是少阴表证;有里证,既不是阴寒在里的纯阴结太阴证,亦不是在里的阳明病,唯其是在半表半里的阴证,显然与第 147 条所谓微结者同,故胡希恕老师在注解本条时据《金匮要略·妇人产后病脉证并治》有"大便坚,呕不能食,小柴胡汤主之",认为用小柴胡汤"通其津液,和其表里"有一定道理,但反复研究条文证候特点,最终认定用小柴胡汤不妥,故特别加按语:"可与小柴胡汤不如柴胡桂枝干姜汤更较贴切,或传写有遗误亦未可知。"提示小柴胡汤的适应证为半表半里阳证,虽然也有通津液、和其表里作用,但第 148 条与第 147 条一样,都是由于津液伤甚而呈现半表半里阴证,故治疗皆应用柴胡桂枝干姜汤。即本条"可与小柴胡汤",应为"柴胡桂

枝干姜汤"。

四、第 148 条凸显半表半里理念

第 147 条论述的重点,是柴胡桂枝干姜汤的形成原因,即由于汗下误治,致津液伤甚出现胸胁满微结。第 148 条是在论述,不由误治亦能自发形成的柴胡桂枝干姜汤方证,并更加详释阳微结的由来、方证特点,尤其是详述与少阴表证和太阴里证、阳明里证的鉴别,明示了六经辨证理论来自于长期临床观察。

更值得关注的是,杨绍伊所著《伊尹汤液经》把第 148 条列为张仲景论广,说明本条不仅论述了柴胡桂枝干姜汤方证,更重要的是,凸显了半表半里理念。汉前的医学,如《汤液经法》,认为人患病,不在表即在里,治疗不是汗,即是下、吐,这亦反映在《伤寒论》许多条文中。杨绍伊的《伊尹汤液经》有"汤液经经方二十二主方表"亦反映这一问题。第 148 条是总结汗、下、吐后,证不解所呈现的证候及治疗,其证候特点是:不在表亦不在里,其治疗既不能用汗亦不能用下、吐,只能用和,这便是半表半里的证治,这就是张仲景通过长期临床观察认识到:人患病后,不但症状反应于表和里,还常常反应于两者之间即半表半里,因此,在八纲辨证中加入了半表半里理念,完善了六经辨证理论体系。也就是说,解读第 148 条、柴胡桂枝干姜汤方证,是理解六经实质的关键。

（原载于《中国中医药报》2007 年 10 月 25 日第 005 版"学术"）

第四节 《伤寒论》第 214 条大小承气之辨

对《伤寒论》第 214 条,后世注家多以条文无误做解说,经方学家胡希恕先生在早期亦如是,但后期认为条文有误,曾做反复探讨,20 年的研究成果对后人深有启迪。今整理其研究笔记以飨同道。

214条原文为："阳明病，谵语、发潮热、脉滑而疾者，小承气汤主之。因与承气汤一升，腹中转矢气者，更服一升；若不转矢气者，勿更与之。明日又不大便，脉反微涩者，里虚也，为难治，不可更与承气汤也。"

20世纪60年代，胡希恕先生注解为："阳明病，谵语、发潮热，可攻的为候已备，但脉滑而疾，为热多少实之诊，故只宜小承气汤主之，因先试与一升，服后腹中转矢气而不利下者，则更服一升；若服后不转矢气而即利下者，慎勿更与之；假设明日又不大便，而脉微涩者，乃气血俱不足，里虚也，证实人虚，攻补两难，故为难治，不可更与承气汤也。"

按：滑脉虽主实热，但实热而至结硬的程度，则血行受阻，脉常不滑，故小结胸证脉滑，而大结胸证则脉不滑。热结于里的白虎汤证，脉滑，但热结以至大便硬的大承气汤证，则脉不滑。

急疾脉为数之甚，虽亦主热，但亦主虚，尤其滑急同时出现，则脉来既滑利又数急，中无所阻甚明，谓为里热则可，若谓里实已至大便成硬的程度，则不当有此脉应。阳明病，谵语、发潮热，原属大承气汤可攻之证，只以脉滑而疾，热实中隐伏虚候，但为证当下，虽云小承气汤主之，实乃舍重就轻，慎而又慎，为防实去虚脱之变，全文精神，统由"因"之一字传出，经过深思熟虑，因而才与小承气汤一升、更服、勿再与之，脉反微涩，在因与承气汤时，便步步都有成算，并非贸然一试。当初诊察脉证，便已知为难治，但如未至大虚程度，连与小承气汤，渐渐调和，亦可缓缓治愈，故谓小承气汤主之。假设先服一升后，腹中不转矢气而利下，明日又不大便，脉反微涩，原来所虑里虚真面目乃暴露出来，终成为不可更与承气汤的难治证。读其以上注解，似很有道理，认为本条与第209条相似，即通过服小承气汤来辨出大承气汤证，但20世纪80年代初，胡老明确指出本条为错简条文，故注解为："谵语、发潮热，为有燥屎；脉滑而疾，为有宿食，均宜大承气汤下之，书中有明文，而谓小承气汤主之，可疑，尤其因与承气汤一升以下为文，更令人不可理解，其中必有错简，不释。"看了胡老后来的注解，今再仔细读第209条就看到了两条有明显不同，209条原文为："阳明病，潮热。大便微硬者，可与大承气汤；不硬者，不可与之。若不大便六七日，恐有燥屎，欲知之法，少与小承气汤，汤入腹中转矢气者，此有燥屎也，乃可攻之；若不转矢气者，此但初头硬，后必溏，不可攻之，攻之必胀满不能食也。欲饮水者，与水则哕；其后发热者，必大便复硬而少也，以小承气汤和之，不转矢气者，慎不可攻也。"该条是说，虽见谵语、潮热等症，但不能肯定有燥屎，而用小承气汤试服以探究竟，而214条已很明确有燥屎，即胡老所指"书中有明文"，此当指《伤寒论》和《金匮要略》有关大承气汤方证的论述，《伤寒论》有20条，《金匮要略》有9条，详细论述了大承气汤的适应证，特别是明显与本条有关的《伤寒论》第215条："阳明病，谵语，有潮热，反不能食者，胃中必有燥屎五六枚也，若能食者但硬耳，宜大承气汤下之。"还有第256条："阳明少阳合病，必下利……脉滑而数者，有宿食也，当下之，宜大承气汤。"及《金匮要略·腹满寒疝宿食病脉证并治》第22条："脉数而滑者，实也，此有宿食，下之愈，宜大承气汤。"就是说，《伤寒论》有不少从症状和脉象上判定大承气汤证的条文，本条无论从症状上看，还是从脉象上看，非常清楚为大承气汤证，故条文中的小承气汤主之，是明显的错误，当是大承气汤主之。以是本条为错简无疑。

本条判定为错简，是因先明了大承气汤证和小承气汤证的判定，由此我们得到启示，学懂《伤寒论》要仔细读原文，而读懂原文，要反复读，联系临床读，还要前后条文对照联系读，此即胡希恕先生所称的"始终理会"的方法，是读经典用经典的重要方法。

（原载于《中国中医药报》2008年11月28日第004版"学术与临床"）

第五节　柴胡桂枝干姜汤面面观

柴胡桂枝干姜汤方证，在《伤寒论》六经辨证中有着特殊地位，它属于六经病中哪一经的方证？历来注家莫衷一是，有的认为该方主"少阳表里未解"（《医宗金鉴》）；有的认为主"少阳病兼水饮内结的证治"（《伤寒论》），仍属少阳病方证；有的认为属"厥阴合于少阳"（《伤寒论集注》）。要明了这一问题，宜从四个方面解析。

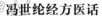

一、从方药组成解

柴胡桂枝干姜汤的组成为：柴胡半斤，桂枝（去皮）三两，干姜二两，栝楼根四两，黄芩三两，牡蛎（熬）三两，甘草（炙）二两。

本方是小柴胡去半夏加栝楼汤的变剂，即去人参、大枣、半夏、生姜，加栝楼根、桂枝、干姜、牡蛎而成。方中柴胡主心腹肠胃中结气，饮食积聚，寒热邪气，推陈致新，与黄芩为伍解烦热而治胸胁苦满。栝楼根之润得牡蛎之收能滋阴解渴。黄芩苦寒，伍干姜之辛温以理微结。桂枝、甘草治气冲并兼和外。干姜、甘草理中气以复津液。原有人参补中、大枣致壅满均非微结所宜而去之，故此治小柴胡去半夏加栝楼汤证、气上冲有微结或外不和者。《医宗金鉴》认为："少阳表里未解，故以柴胡、桂枝合剂而治之，即小柴胡之变法也。去人参者，因其气不虚，减半夏者，以其不呕恐助燥也，加栝楼以其能止渴，兼生津液也，倍柴胡加桂枝，以主少阳之表，加牡蛎以软少阳之结，干姜佐桂枝，以散往来之寒，黄芩佐柴胡，以除往来之热，上可制干姜不益心烦也，诸药寒温不一，必需甘草以和之。"柯韵伯认为："此方全是柴胡加减法，心烦不呕而渴，故去人参、半夏加栝楼根；胸胁满而微结，故去大枣加牡蛎；小便虽不利而心下悸，故不去黄芩不加茯苓；虽渴而表未解，故不用人参而加桂枝，以干姜易生姜，散胸胁之满结也。"认为本方是由小柴胡汤变化而来，诸家看法是一致的。《医宗金鉴》提出是柴胡、桂枝合剂，提示了本方适应于半表半里证，但认为散结不在干姜而在牡蛎，轻视干姜易生姜。而柯氏注意到干姜易生姜，是为散胸胁之满结，注意到了寒饮在下是满结的主因，故不能用生姜之散，而必用干姜之温，因此干姜易生姜是柴胡桂枝干姜汤区别于小柴胡汤的关键点，提示后人，小柴胡汤重在和解半表半里热，而柴胡桂枝干姜汤偏于祛半表半里寒。

二、从病位解

小柴胡汤方证属半表半里，这是人们的共识。柴胡桂枝干姜汤由小柴胡变化而来，由以上各家对其方解可知，该方证的病位仍与小柴胡汤一样属半表半里。而且不少人看到了两者的不同，如《刘渡舟伤寒临证指要》记有："当年刘渡舟老师与经方名家陈慎吾先生请教本方的运用时，陈老指出：柴胡桂枝干姜汤治疗少阳病而又兼见阴证机转者，用之最恰。"张路玉指出："小柴胡汤本阴阳二停之方，可随疟之进退，加桂枝、干姜，则进而从阳，若加栝楼、石膏，则进而从阴。"阴证机转是什么？从阴从阳是什么？未曾说明。经方大师胡希恕一语道破了其玄机，在所著《伤寒约言录》中把柴胡桂枝干姜汤放在少阳病篇讲解，当讲解柴胡桂枝干姜汤方证时明确指出：伤寒五六日，为表病常传少阳之期，因已发汗而复下之，使津液大伤，使半表半里的阳证变为半表半里的阴证。可知小柴胡汤从阴，是适应治疗半表半里阳证，从阳则适应治疗半表半里阴证。也可知，阴证机转是指病位在半表半里由阳证转为阴证。再看有关仲景的论述则更清楚，《伤寒论》第147条："伤寒五六日，已发热而复下之，胸胁满微结、小便不利、渴而不呕、但头汗出、往来寒热、心烦者，此为未解也，柴胡桂枝干姜汤主之。"是说伤寒五六日，虽已发汗，病不解则常转入少阳柴胡汤证，医者不详查，而又误用下法，使邪热内陷，虽胸胁满未去，但呈现微结。汗、下、邪热皆伤津液，津液不下，故小便不利；津液虚少、热伤津致燥，故渴而不呕。气冲于上，故但头汗出。往来寒热，表明邪还在半表半里。心烦，为上有热。这里的微结，是针对大陷胸汤证说的，即是说此结轻微，与大陷胸汤证结如石硬为阳明证者显异。此即由半表半里阳证转为半表半里阴证，呈上热下寒的柴胡桂枝干姜汤的方证。《金匮要略·疟病》附方（三）："柴胡桂枝干姜汤方治疟寒多，微有热，或但寒不热，服一剂如神效。"疟病是往来寒热为特点的疾病，柴胡桂枝干姜汤适应于寒多热少，或但寒不热之疟疾，说明该方重在温下祛寒。有关仲景对本条的论述，仅此二条，并未直接指明治六经何病，但可得知该方的主要适应证是"但寒不热"及"往来寒热、心烦"者。这里可看出该方与小柴胡汤证的相类与不同，相类者，病位相同，皆用于半表半里证，不同者，病性不同，小柴胡汤用于阳证，而柴胡桂枝干姜汤用于阴证。

三、从六经提纲解

经方家认为，六经来自八纲，即人体病位表、里、半表半里的病性分阴阳。半表半里有阴证、阳证之分，已知小柴胡汤方证属半表半里阳证，又称为少阳病，很显然柴胡桂枝干姜汤方证属半表半里阴证，当属厥阴病。那么用厥阴病提纲来衡量该方是不是相符的呢？厥阴病的提纲为：消渴，气上撞心，心中疼热，饥而不欲食，食则吐蛔，下之利不止。其主要病机特点是：半表半里虚寒，上热下寒，冲逆明显。柴胡桂枝干姜汤的适应证已如上述：治疟多寒，微有热，或但寒不热、往来寒热、心烦等，更值得注意的是该方有桂枝可降冲逆，有天花粉、生牡蛎可滋津、敛津止消渴，用干姜温下寒、黄芩清上热，是治疗厥阴病典型的方药，而临床用其治疗厥阴病常能取效。

四、从临床治验解

【例1】李某，女，88岁。

初诊：2002年10月6日。3年来阵发性心房纤颤，曾长期住院治疗未能控制。时心前区发紧，或胸闷、心悸，手足凉，口干，腰酸，乏力，头晕，耳鸣，眠差，易汗出，舌苔薄白，舌质淡，脉双侧反关，时结。多次心电图显示：V3、V5区S-T段下降，T波低平。证属厥阴病上热下寒，并血虚水盛，为柴胡桂枝干姜汤合当归芍药散的适应证。

柴胡12g，黄芩10g，天花粉12g，生牡蛎15g，生龙骨15g，桂枝15g，干姜6g，炙甘草6g，当归10g，川芎6g，白芍10g，泽泻15g，苍术15g，茯苓12g。服药7剂，自感头晕、乏力、心悸好转，心房纤颤发作减少，继续加减服用2月，未再发心房纤颤，随访2年稳定。

【例2】王某

初诊：1955年8月19日。身体不适6日，服西药未效，刻下往来寒热，口苦，咽干，心烦，胸胁苦满，上腹揉按有水声，小便不利，舌淡红，苔白滑、脉弦细。证属少阳经病，兼水饮内停之证，宜和解少阳，兼治水饮。方用柴胡桂枝干姜汤加减：柴胡9g，黄芩9g，桂枝6g，干姜4.5g，茯苓9g，陈皮6g，泽泻6g，甘草3g。服药2剂，寒热解，胸胁苦满、停饮症状消失，小便通畅。（孟永利《伤寒论现代研究与临床应用》，学苑出版社，1998）。

【例3】患者，女，23岁。

初诊：1961年1月20日。停经5月，多白带，无妊娠现象。近7日来自觉口苦，胸胁苦满，不思饮食，前日先感周身痛楚，腰痛，即来月经，色鲜红，气腥量少，小便不利，便时尿道刺痛，唇干燥，口微渴，喜热饮，心烦，夜间头部汗出，腰酸腹痛，舌淡苔薄，脉弦数。

此素体血少，近则少阳受邪，拟柴胡桂枝干姜汤以和少阳，加四物汤养血：北柴胡15g，桂枝10g，干姜6g，天花粉12g，黄芩10g，炙甘草6g，牡蛎12g，干地黄10g，赤芍10g，川芎3g，当归10g。服药1剂，口苦、腰酸痛大减，白带亦少，胸闷、心烦、口渴等症均除，经仍未净，继续服2剂，经净带止而愈。（李培生等，《高等中医院校教学参考丛书·伤寒论》，人民卫生出版社，1987）。

此3例治验出自不同医家，却都用柴胡桂枝干姜汤加减治疗常见急慢性病。3例共同特点，皆有胸胁苦满、口苦咽干、心烦、心悸、小便不利、四逆，呈上热下寒之证。诸家认为本方证病位在半表半里看法是一致的，但历来受以《内经》释《伤寒论》的影响，总认为半表半里为少阳，小柴胡汤证为少阳病代表，柴胡桂枝干姜汤由小柴胡汤加减而来，故认为仍属少阳，其原因是六经的实质不明。当知《伤寒论》的六经不是《内经》的脏腑经络，而是八纲加入半表半里理念形成的六经，在半表半里病位有阳证、阴证，阳证为少阳病，阴证为厥阴病。例2作者认为"证属少阳经病，兼水饮内停之证"，即所谓"少阳病兼水饮内结"，即上有寒热，下有寒饮之证，实即半表半里阴证。小柴胡汤是治半表半里阳证，与柴胡桂枝干姜汤治疗半表半里阴证有明显的不同，这即是陈慎吾先生所指的"阴证机转"，张路玉所称的"从阳"，也即由半表半里阳证转为半表半里阴证，六经所属当为厥阴病。这里对比一下乌梅丸的方证更加明了。后世历来对厥阴病概念不清，治疗厥阴病的方药则更含糊，但认为乌梅丸是治疗厥阴病之方，看法是一致的，其方药组成特点是寒热并见，其主要适应证特点是寒热错杂。而柴胡桂枝干姜汤的方药组成亦是寒热并见，其主要适应证也是寒热错杂，两方的方义和适应证是相类的，故柴胡桂枝干姜汤与乌梅丸一样是治疗厥阴病之方。

总之，从方药组成看，柴胡桂枝干姜汤方证属半表半里的上热下寒证；从病位分析，本方属半表半里阴证；从六经提纲看、从临床治验看，本方证皆属厥阴病范畴，因此，柴胡桂枝干姜汤方证是隶属于厥阴病类方证。既往人们可据条文所述症状运用本方，且广泛应用于治疗感冒、疟疾、肝炎、冠心病、内分泌紊乱、妇科病、慢性肾炎、前列腺炎等病，当辨明本方所属厥阴后，则进一步明了其方义，将更能广泛地、准确地运用于临床，同时可进一步解析厥阴病的其他方证，更能进一步清楚厥阴病的实质。

（原载于《中国中医药报》2005 年 8 月 1 日第 006 版"临床"）

第六节　胡希恕研究柴胡桂枝干姜汤方证 30 年解读

摘要： 胡希恕先生通过临床实践不断重新认识《伤寒论》，因此在不同时期有着不同注解，其中对柴胡桂枝干姜汤方证的认识最具代表性。本文就胡希恕先生 30 年间对第 147 条和 148 条的不同注解，来探讨柴胡桂枝干姜汤方证。

对于《伤寒论》，胡希恕先生在 20 世纪 60 年代、70 年代和 80 年代有着不同的认识。1982 年，胡希恕先生带病讲完了《伤寒论》原文（现已整理出版为《胡希恕讲伤寒杂病论》）；1983 年，他仍在不断地修改笔记，我们从他对《伤寒论》第 147 条和 148 条的修改便可见一斑。

中医自古以来即存在两大理论体系，史书《汉书·艺文志》已明确有"经方"和"医经"的记载。以《伤寒论》为代表的经方医学体系，不同于以《内经》为代表的医经医学体系。经方，是以方证理论治病的医药学体系，其主要理论是八纲、六经及其方证。其理论来自于方证应用的经验总结，即根据疾病症状，选用适应有效药物治愈疾病，这种药证相对治愈疾病经过反复验证，历经几年、几十年甚至几代、几十代临床实践，总结出其证治理论，形成了经方的辨证论治理论体系。翻看一下胡希恕先生的研究笔记，如同看到这一缩影，而对柴胡桂枝干姜汤方证的认识最具代表。对该方证的认识更有着漫长曲折的过程。

有关柴胡桂枝干姜汤方证的记载，在《伤寒论》只有第 147 条，在《金匮要略·疟病》亦只有一条。值得注意的是，胡希恕先生在晚年通过考证，认为

《伤寒论》第 148 条亦是柴胡桂枝干姜汤方证。今就胡希恕先生在 30 年间对第 147 条和 148 条的注解来探讨柴胡桂枝干姜汤方证。

一、胡希恕先生对第 147 条的注解

《伤寒论》第 147 条原文："伤寒五六日，已发汗，而复下之，胸胁满（阳）微结，小便不利，渴而不呕，但头汗出，往来寒热，心烦者，此为未解也，柴胡桂枝干姜汤主之。"

60 年代注解：伤寒五六日，为病常传少阳时期，发汗外未解，而复下之，病必不愈，胸胁满微结者，谓不但有柴胡证的胸胁苦满，而且有据于胸胁的水微结。水结于上而不行于下，故小便不利；胃中燥，故渴；以无饮，故不呕；气上冲，故但头汗出；往来寒热、心烦者，邪在少阳也，柴胡桂枝干姜汤主之。

胡希恕按：微结是针对大陷胸汤证说的，即是说此结轻微，与大陷胸汤证结硬如石者显异。此由于误下，阳气内陷和气上冲所致，以里无实热，所结程度轻微而未成结胸证也。

70 年代注解：伤寒五六日，常为病传少阳时期，既已发汗外未解，又复下之，邪遂内陷，胸胁满且微结，重亡津液，故小便不利；胃中干无饮，故渴而不呕；气上冲热亢，故但头汗出；往来寒热、心烦者，此仍邪在少阳（注：笔记中此处"少阳"两字有圈改的痕迹）半表半里而未解也，柴胡桂枝干姜汤主之。

80 年代注解：伤寒五六日，为由表传半表半里之时，已发过汗，而表未解，古人有一种"先汗后下"的陋习，汗之不解便泻下，使邪热内陷，不仅见胸胁满之半表半里症状，里亦微有所结，但非如阳明病、结胸病一样结实特甚。汗后泻下，丧失津液，加之气逆上冲，水气不降，故小便不利，里有微结而渴，胃中无停饮而不呕，气上冲而但头汗出，心烦与往来寒热均为柴胡证，"此为未解"，言既有表证未解，又有柴胡证未解。

胡希恕按：本证有柴胡证故用小柴胡汤为底方；因胃不虚，故不用人参、大枣；因不呕，故不用半夏、生姜；口渴，故用栝楼根、牡蛎，二药相配有润下通便作用。栝楼根即天花粉，临床祛痰宽胸用全栝楼，去热解渴则用栝

楼根。桂枝甘草汤合干姜解未尽之表邪，降上冲之逆气。本方临床应用注意两点：①大便微结者，可用本方，大便正常服本方可致微溏；②本方用于治疗无名低热，如肝炎发热，可解之。

解读：以上是摘自胡希恕先生的笔记，可看出，先生对柴胡桂枝干姜汤方证的认识是不断变化的，主要对"病传少阳"还是"半表半里"，以及对"微结"的认识渐有不同。即60年代认为"伤寒五六日为病传少阳，柴胡桂枝干姜汤治疗少阳证未解"；对"微结"注解为"据于胸胁的水微结"，"微结"是对结胸证而言。认识与陆渊雷近似。70年代虽仍谓"伤寒五六日为病传少阳"，但认为邪在半表半里，即改"少阳"为半表半里，并遗留"少阳"被涂改的笔迹；对"微结"注解为"邪遂内陷，胸胁满且微结"。80年代注解把"传少阳"改为"传半表半里"，并对"此为未解"，注解为"既有表证未解，又有柴胡证未解"；对"微结"，注解为"使邪热内陷，不仅见胸胁满之半表半里症状，里亦微有所结，但非如阳明病、结胸病一样结实特甚"，并在按语中强调"大便微结者，可用本方，大便正常服本方可致微溏"，即明确了"微结"指大便硬结。

二、胡希恕先生对第 148 条的注解

《伤寒论》第148条原文："伤寒五六日，头汗出，微恶寒，手足冷，心下满，口不欲食，大便硬，脉细者，此为阳微结，必有表，复有里也；脉沉亦在里也，汗出为阳微。假令纯阴结，不得复有外证，悉入在里，此为半在里半在外也；脉虽沉紧，不得为少阴病，所以然者，阴不得有汗，今头汗出，故知非少阴也。可与小柴胡汤；若不了了者，得屎而解。"

60年代注解：伤寒五六日，常为传入少阳之期，头汗出，为热亢于上；微恶寒，为表还未解；手足冷，即热微厥微之征；口不欲食，脉细者，转属少阳也；心下满、大便硬者，里亦有结也；此为阳微结者，谓此不过为阳明的微结证，故必有表复有里，较里实热的承气汤证还远也。脉沉虽为在里，若纯阴结的寒实结胸，则悉入在里，不得复有外热证，今则半在里半在外，其非纯阴结甚明。脉虽沉紧（当为细），不得为少阴病，所以然者，阴不得有热上亢的头汗出，今头汗出，故知亦非少阴病也。此可与小柴胡汤通其津液、和其内

外；若仍不了了者，酌加通便药，得屎则解。

胡希恕按：若就"微恶寒，手足冷，心下满，口不欲食，大便硬，脉沉细"的外观，最易误为纯阴结的寒实结胸。脉细为少阴脉；微恶寒、手足冷，亦易误为少阴病，因并提出逐一细辨，学者宜精心而细玩之。

70 年代注解：伤寒五六日，常为传内之时，头汗出，微恶寒，则表还未解；心下满，口不欲食，大便硬，则里已成实；但脉不大而细，手足不温而冷，为阳气不足血少之征，知为津液内竭，因致大便硬的阳微结，必有表复有里也，脉沉亦在里也。阳明病当多汗，今只头汗出，则为阳微；若纯阴结则不得复有外证，悉入在里，此为半在里半在外，其非纯阴结甚明。虽脉沉细亦不得为少阴病，所以然者，阴不得有热亢于上的头汗出，今头汗出，故知非少阴也。可与小柴胡汤以通津液和其内外；设服药后，而仍不了了者，微和其胃气，得屎则解。

胡希恕按：脉虽沉紧，当是脉虽沉细，以前文有脉细而无脉紧，必是传抄之误，宜改之。心下满，口不欲食，大便硬，为里实，但同时又微恶寒，手足冷，脉沉细，最易误为纯阴结的寒实证，只头汗出一证属阳不属阴，以是则微恶寒亦可证为表未解，乃肯定为必有表复有里的阳微结。阳微结者，即阳气（津液）内竭的大便硬结证，详见阳明病篇互参自明。脉沉细为少阴脉，微恶寒，手足冷，亦易误为少阴病，但阴证不得有热，头汗出为热亢于上，故知非少阴。辨证要在全面观察、反复细推才可无误。本条即最好一例，宜仔细玩味。

80 年代注解：本条即为解释上条（第 147 条）"微结"一词。根据本条文意，"脉虽沉紧"应改为"脉虽沉细"。阳微，指津液微少，阳微结者，由于津液内竭而致大便硬结，本条可分以下三段解：①头汗出，微恶寒，太阳的表证还在；心下满，口不欲食，大便硬，阳明内结已显。津虚血少，则脉细；不充于四末，则手足冷，可见此之阳明内结，纯由于津液内竭所致，故谓此为阳微结，而与胃家实的阳明病不同，所以必有表（指头汗出，微恶寒言），复有里也（指心下满，口不欲食，大便硬言），虽脉沉亦在里之证，如其为阳明病，依法当多汗，今只头汗出，故知为阳微，而非胃家实的阳明病也。②假令是纯阴证的脏结，又不得复有外证，当悉入在里，而以上为证乃半在里半在外也，故肯定不是脏结。③脉虽沉紧（细），亦不得认为少阴病，所以然者，阴证不得有头汗出，今头汗出，乃热亢之候，故知非少阴也；津液内竭的阳微结，汗下俱非所宜，只可与小柴胡汤通其津液，表里和则治矣。设服药后而大便硬仍不了了者，可与麻子仁丸，得屎而即解矣。

胡希恕按：此亦由于汗下无法而致亡津液的变证，亦即上节所谓为"微结"者。不过"可与小柴胡汤"，不如柴胡桂枝干姜汤更较贴切，或传写有遗误亦未可知。又，脉沉紧，当是脉沉细之误。

解读：胡希恕先生对第 148 条的注解与第 147 条紧密相连，即 60 年代注解"伤寒五六日，常为传入少阳之期"；70 年代注解为"常为传内之时"；80 年代注解为"半在里半在外"。更重要的是，渐渐体悟出第 148 条不是小柴胡汤方证，而是柴胡桂枝干姜汤方证。

三、笔者对胡希恕先生注解的解读

以上概略以 10 年为期，展示了胡希恕先生注解《伤寒论》第 147 条和第 148 条的笔记。可以看出，胡希恕先生在不同时期有着不同注解，说明其通过临床实践在不断重新认识《伤寒论》的条文，如对柴胡桂枝干姜汤方证和小柴胡汤方证的认识，就在不断总结经验，不断提高认识，更难得可贵的是，能识破第 148 条不是小柴胡汤方证而是柴胡桂枝干姜汤方证。

对第 147 条的注解，胡希恕先生特着笔墨，甚至在一个笔记本中有多次修改，而最关键之处，是对本方的适应证先谓"往来寒热，心烦者，此为少阳证未解也"，而最终改为"往来寒热，心烦者，此仍邪在半表半里而未解也"。此改动亦可知其联系了第 148 条，反复思考后改少阳为半表半里。其思考的是：由于津液一再伤损，邪由表传入半表半里后，呈现的是阳证还是阴证？如同太阳表证的第 20 条："太阳病，发汗，遂漏不止……桂枝加附子汤主之。"由表阳证陷为表阴证，治属少阴；同理，原是半表半里阳证的少阳病，由于津液损伤，当不再是阳证，应变为阴证。半表半里阳证用小柴胡汤治疗可也，半表半里阴证当然不能用小柴胡汤！

更值得注意的是，胡希恕先生对"胸胁满微结"的认识，最初亦如后世注家一样，认为是"胸胁满"之意，如汤本求真谓："胸胁满微结，为胸胁苦满之轻微者。"山田氏谓："胸胁满微结，即是胸胁苦满，结谓郁结之结。"有的注家认为是水饮郁结，如元坚氏谓："此病涉太少，而兼饮结……盖心下微结之省文也。"陆渊雷谓："柴胡桂枝干姜汤之证候，为胸部疼痛……其病古人谓之水饮，盖亦湿性胸膜炎，唯其硬痛不若大陷胸证之甚耳。"胡希恕先生早期认为："微结是针对大陷胸汤证说的，即是说此结轻微，与大陷胸汤证结硬如石者显异。"但后期则改而认为："由于汗下失法，津液亡失，故不但出现少阳证的胸胁满，而且有微结于里的证候。"尤其明确指出，第148条是专为解释第147条的"微结"而设。这里应特别注意，第148条称"阳微结"，第147条称"微结"，也许原文漏掉一个"阳"字，致使后世难以理解，即原文应是"胸胁满，（阳）微结"，这样就好理解了。

胡希恕先生解读第148条独具慧眼，后世对该条的注解，多以附会小柴胡汤作解，如《医宗金鉴》谓："少阳表未解，故以柴胡、桂枝合剂而治之变法也。"柯韵伯谓："此方全是柴胡加减法，心烦不呕而渴，故去参夏加栝楼根……以干姜易生姜，散胸胁之满结也。"亦有人认为："此为阳微结以下，至非少阴也，理论牵强，文气拙劣，必是后人旁注，传写误入正文。"主张删除此条文，故后世注家如汤本求真未做注解。而反观医史，成无己对该条的注解最值得推崇，尤其对阳微结认识明确，认为："大便硬为阳微结，此邪热虽传于里，然以外带表邪，则热结犹浅，故曰阳微结。"

胡希恕先生最初认为：本条与前条紧接，是在标明小柴胡汤与柴胡桂枝干姜汤方证的鉴别，并提示与少阴病、寒实结胸的鉴别要点。后来经前后对照研究、反复体会，认为本条即为前条做注解，主要在说明"阳微结"。仔细读胡希恕先生注解可知："阳微，指津液微少，阳微结者，由于津液内竭而致使大便硬结的为证言。"这里显然与成无己的观点一致。为了读懂本条文，胡希恕先生特分为三段详述（详见其对第148条的80年代注解）。胡希恕先生就全文注解至此，仍自感勉强："半表半里津液伤重，见阳微结，还是小柴胡汤证吗？"联系到第147条"此为未解也"，是"言既有表证未解，又有柴胡证未解"，只用小柴胡汤当然不合适，故经反复思考后用按语锁定观点："此亦由于汗下无法而致亡津液的变证，亦即上节所谓为微结者。不过可与小柴胡汤，不如柴胡桂枝干姜汤更较贴切，或传写有误亦未可知。"

四、柴胡桂枝干姜汤方证属厥阴

胡希恕先生对柴胡桂枝干姜汤方证的认识，可以说是经方理论形成和发展的缩影，我们的前辈都在前仆后继地问道经方理论，对柴胡桂枝干姜汤方证的研究可见其一斑。历代对柴胡桂枝干姜汤方证的认识，是在通过反复临床、不断深入探讨来实现的，这也显示了经方理论体系形成的历史——经方六经辨证论治理论，起源于方证的临床应用的经验总结，即以八纲为理论指导应用方证，最早先认识到表证，后来认识到里证，最后才认识到半表半里证，认识到半表半里证后，由八纲上升到六经辨证，才总结出六经辨证理论体系。而对半表半里认识过程是最长，亦是最晚的，可以说有着艰苦的历程。时至今日，仍有不少人（包括笔者自己）仍未完全正确认识，如有人认为"小柴胡汤为发汗剂""半表半里作为一个纲与中医理论不符""成无己《注解伤寒论》提出了半表半里一语，实为误解，进一步说明不可把半表半里作为一个辨证纲领""少阳不是半表半里之部位……少阳为半表半里的理论是不正确的"。

应当说明的是，《伤寒论》三阳三阴的排位次序，先太阳，次阳明，后少阳，亦反映了这一认识过程。对少阳病争论多，对厥阴病争论尤多，正是说明人们仍在进一步探讨"半表半里"理论，而理论的形成则来自于方证的反复应用认识，如《伤寒论》第 96 条、第 97 条正是讲病不在表，不在里，而是在半表半里的阳证，即少阳病；但对于半表半里阴证的认知者，至今仍甚少。不过，我们的先辈们从临床应用方证的角度进行了长期探讨：小柴胡汤方证属半表半里，这是人们的共识，柴胡桂枝干姜汤由小柴胡汤变化而来，多数注家亦可达成共识，该方证的病位仍与小柴胡汤一样属半表半里，那么怎样判定六经所属，这需要大家考证原文、总结历代注家经验，反复探讨来认识。对此，不少先辈进行了探讨，如《刘渡舟伤寒临证指要》说："当年刘渡舟老师与经方名家陈慎吾先生请教本方的运用时，陈老指出：柴胡桂枝干姜汤治疗少阳病而又兼见阴证机转者，用之最恰。"张路玉指出："小柴胡汤本阴阳二停之方，可随证之进退，加桂枝、干姜则进而从阳，若加栝楼、石膏，则进而从阴。"阴证机转是什么？从阴从阳是什么？未曾明确说明，而实际上是指明八纲、六经所属。从阳即小柴胡加桂枝干姜后，方药变以温下寒为主；从阴即小柴胡加栝楼根、石膏，方药变为清里热、上热为主。由应用、认识小柴胡汤方证，发展至柴胡桂枝干姜汤方证，显示了我们的先辈在临床应用认识方证的漫长过程。柴胡桂枝干姜汤方证由小柴胡汤方证发展而来，因津液伤重，由小柴胡汤方证"阴证机转"而来，正是说明，人们先认识到"半表半里"的"阳证"，后认识到"半表半里"的"阴证"，即厥阴病。这一认识，是由众多经方家，经过不断临床应用方证和探讨方证所体悟到的。

　　笔者常以本方加减治疗发热、急慢性肝病、更年期综合征、白塞综合征、月经不调、痤疮等，与汤本求真、陆渊雷所集众多医案、医论有很多相同的体悟，说明该方证渐渐被经方界所认识。简而言之，认识该方证，据《伤寒论》第147、148条所述，凡见上热下寒，又见阳微结者，即可认定。即本方证六经辨证符合厥阴病提纲，可以断定，柴胡桂枝干姜汤方证属厥阴。

五、经方方证研究常待后来人

　　对方证认识的不断深化以及经验的积累，进一步促进大家对六经的认识。胡希恕先生通过毕生研究经方方证及《伤寒论》全书，深切体会到：经方方证的积累和六经理论的形成，不是什么帝王、宰相、圣人一人所为，而是众多前辈几代、几十代的经验总结。胡希恕先生多次讲到："晋·皇甫谧于《针灸甲乙经·序》中，谓'仲景论广汤液为十数卷，用之多验'。可见仲景著作大都取材于《汤液经》，谓为论广者，当不外以其个人的学识经验，或有博采增益之处，后人以用之多验。《汤液经》又已失传，遂多误为张氏独出心裁地创作，因有方剂之祖、医中之圣等过誉之推崇。试问：在科学还不发达的古代，只是于变化莫测的疾病证候反映上，探求疾病一般的发展规律和治疗准则，并制定出种种必验的治方，若不是在长久的年代中探索，在众多的人体上历经千百万次的试验、观察，又如何能完成这样百试百验的精确结论？故无论伊尹或张仲景都不会有这样伟大的发明，只能是广大劳动群众，在不断地与疾病作斗争的实践中，逐渐积累起来的伟大成果。他有很长的历史发展过程，不可能是某一个时代，更不要说是某一个人便能把它创造出来。《汤液经》的问世即标志了辨证施治的方法形成，但《汤液经》亦不会出自于遥远的商代，更与伊尹没有关系，至于张仲景，是《汤液经》的杰出传人，《汤液经》已不可得，多亏有仲景书，则辨证施治的规律法则和多种多样的证治验方，幸而得以流传下来，此又不能不说是仲景功也。"

读胡希恕先生笔记，我们得到启示：①《伤寒论》第147、148条主在酝酿半表半里阴证证治；②经方的理论来自于临床用药经验总结，亦即应用方证经验的总结；③经方的辨证论治起源形成于神农时代，始用八纲辨证，至东汉形成六经辨证理论，但并没有臻至完善，尤其对有关方证尚认识不足。尤其要说明的是，西晋王叔和以《内经》释《伤寒论》，混淆了两大理论体系，不仅阻碍了后世认识经方，更阻碍了经方的发展。

晋代皇甫谧在《针灸甲乙经·序》中说："伊尹以亚圣之才，撰用《神农本草经》以为《汤液》……仲景论广《汤液》为十数卷，用之多验。"宋代高保衡、孙奇、林亿等在宋刻《伤寒论》序写到："是仲景本伊尹之法，伊尹本神农本草之经。"伤寒大家刘渡舟先生晚年叹曰："我从'仲景本伊尹之法，伊尹本神农之经'两个"本"字中，悟出了中医是有学派之分的，张仲景乃是神农学派的传人（见《经方临床应用与研究》)。"这些考证资料，以不争的事实说明，《伤寒论》是与《内经》不同的医药学体系，其起源、发展、形成，是不断应用众多方证治病、不断认识众多方证的经验总结，它起源于远古的神农时代，其代表著作是《神农本草经》，其后发展于秦汉，其代表著作是《汤液经》，至东汉形成了六经辨证理论体系，其代表著作是《伤寒论》。由于经方理论体系的形成，来自治病用药的方证经验总结，一些考证资料说明，经方的基础理论是八纲，方证经验的积累渐渐产生半表半里病位概念，由八纲发展至六经，这是在东汉才初步形成的辨证理论体系，由于初步形成，并没有完善终结。其理论和方证须临床反复验证来充实提高，尤其对半表半里的认识不足，对半表半里方证的认识更不足。由于知经方者非常少，几乎失传，后幸有王叔和发现整理传承，却以《内经》注解，遂难觅其实质，对经方的发展造成一定影响。因此，至今人们对少阳病有小柴胡汤方证较为明确，而半表半里阴证的方证尚不明确，有人谓乌梅丸属之，也仅多用于蛔厥，后世方剂学却列为杀虫剂，因厥阴病实质不清，其方证更无从认知。

胡希恕先生经毕生研究，集前贤研究成果，艰难排除误读传统，明确《伤寒论》的六经，与《内经》的六经根本不同，提示了中医有两大理论体系，即以《伤寒论》为代表的经方理论体系和以《内经》为代表的医经理论体系。明确了《伤寒论》六经来自八纲，又探讨了以病位类方证，并努力探讨六经类证，对柴胡桂枝干姜汤方证的研究可见其一斑。对经方的理论和方证，需要每一个人不断努力实践认识。一个人的生命是短暂的，对经方的发展认识却是漫长、无限的，因此需要世世代代继承和弘扬。

（原载于《中医药通报》2016 年 10 月第 15 卷第 5 期）

第七节　旋覆花汤方证考

夜宿青龙峡，有人来求诊，一位 52 岁男性司机，前半夜即感胸紧胀痛、恶寒，至后半夜疼痛加重难忍，时以两手捶击胸肋，捶后较舒，伴恶寒头痛，咳嗽无痰，口中和而思热饮，苔白，脉弦细。嘱其自采鲜旋覆花一把，葱白 4根，生姜三片，煎汤一碗，热饮并盖棉被，身见微汗即可。翌日告谢痊愈。此案深深启发了笔者探讨旋覆花汤方证的兴趣。

旋覆花汤方，原见于《金匮要略·五脏风寒积聚病脉证并治》和《金匮要略·妇人杂病脉证并治》，因其有错简，使后世难辨其方证，如《金匮要略·妇人杂病脉证并治》第 11 条："寸口脉弦而大，弦则为减，大则为芤，减则为寒，芤则为虚，寒虚相搏，此名为革，妇人则半产漏下，旋覆花汤主之。"相同的条文又见于《金匮要略·血痹虚劳病脉证并治》篇和《金匮要略·惊悸吐衄下血胸满瘀血病脉证并治》篇，很明显存在错简和方与证不相应，对此后世注家认识颇为一致，确认其错简，但却未明旋覆花汤的适应证，因旋覆花汤方证只剩下一条，即《金匮要略·五脏风寒积聚病》第 7 条："肝着，其人常欲蹈其胸上，先未苦时，但欲饮热，旋覆花汤主之。"本条在《金匮要略》各版本皆不载方，而《医宗金鉴》虽载其方，却谓"旋覆花汤主之，与肝着不合，当是衍文"，即认为亦属错简，这样对旋覆花汤方药和其适应证的认识就变得扑朔迷离。

影响认识旋覆花汤方证的还有另一重要原因，即对葱白认识有误，此亦缘于错简，即《伤寒论》第315条："少阴病，下利，脉微者，与白通汤；利不止、厥逆无脉、干呕、烦者，白通加猪胆汁汤主之。服汤，脉暴出者死，微续者生。"对本条的错简，千余年来无人破解，故后世注家一直认为葱白能用于阳欲绝而起"通阳"作用，而不是发汗。经方大师胡希恕在20世纪70年代认识到"白通加猪胆汁汤是通脉四逆汤之误（见《伤寒论杂病论传真》)，明确指出葱白主要作用是发汗。

旋覆花汤的药物组成为：旋覆花三两，葱十四茎，新绛少许。其组成决定了其相应的适应证，因仲景书中多处错简及对葱白的误解而导致了对本方证认识不清，因此，这里首先要明确葱白的作用。《神农本草经》记载葱白："味辛，温。主明目，补中不足。其茎可作汤，主伤寒，寒热，出汗，中风，面目肿。"说明葱白主要作用是发汗解表，治伤寒寒热，并有温中作用，与生姜非常相近。再看旋覆花汤的组成，方中葱白用十四茎，比旋覆花三两明显大得多，应是该方的君药。新绛是何物虽至今未明，但已注明少许，可知即使是活血药，亦不可能使本方成为活血破血之方。用葱白主在发汗，谓其有通阳作用，亦是指通津液以发汗解表，而不是通经活血。经方大师胡希恕先生在考证白通加猪胆汁汤为通脉四逆汤之误时，明确指出："葱白主在发汗，合用附子是解少阴之表，通阳是通津液发汗，脉微欲绝之证决不能再用葱白发汗。"其研究不但明确了其错简，更重要的是强调了葱白的发汗作用。

再看旋覆花的作用，《神农本草经》谓旋覆花"味咸，温。主结气，胁下满，惊悸，除水，去脏间寒热，补中，下气"，即为降气化痰、补中下气化饮药。因此，葱白与旋覆花合用则是在解表的同时利饮，其证为外邪里饮证。因此，旋覆花汤的适应证为外邪里饮证，这样再看"肝着，其人常欲蹈其胸上，先未苦时，但欲饮热"，再看笔者在青龙峡的治验，是更为典型的疲劳受寒后所出现有明显的表证，同时又有明显的里饮证，即外邪里饮证，即太阳太阴合病证，用葱白温中发汗解表，用旋覆花温化里饮，两者组成为旋覆花汤方，其功效为解表的同时化饮，即主治为外邪里饮证。

通过以上考证，我们明确了，旋覆花汤的主治作用是发汗解表同时利饮，所治"肝着"是外邪里饮的太阳太阴合病，而不是肝血瘀结之证。有关旋覆花汤的条文在《金匮要略》有多处错简，有关葱白的方证条文亦存在错简，这给理解旋覆花汤方证带来很大麻烦，《金匮要略·五脏风寒积聚病脉证并治》第

7条："肝着，其人常欲蹈其胸上，先未苦时，但欲饮热，旋覆花汤主之。"《医宗金鉴》谓"旋覆花汤主之，与肝着不合，当是衍文"，我们考证认为条文无误。

（原载于《中国中医药报》2009年12月4日第004版"学术与临床"）

第八节　白通加猪胆汁汤考

白通加猪胆汁汤出自《伤寒论》第315条："少阴病，下利，脉微者，与白通汤；利不止，厥逆无脉，干呕，烦者，白通加猪胆汁汤主之，服汤，脉暴出者死；微续者生。"（赵开美本，以下同）对于此条，历来注家多认为是"寒气太甚，内为格拒，阳气逆乱"（《医方集解》），或称"阴寒太盛，阳药不得骤入"，以致利不止，厥逆无脉，干呕烦，"宜用《素问·至真要大论》中的热因寒用之法"（《伤寒溯源集》），故以白通加猪胆汁汤主之。初读是书亦信其说，但经过长期体验和多方研究，乃知其非，今就所见述之于下，以供同道参考。

首先，应明了少阴病的实质。各种疾病（病证）如用八纲分析之，六经病各有阴阳、寒热、虚实、表里之分，也就是说，同一病位都有阴阳两种不同属性，表病自不例外也有阴阳之分。对此，《伤寒论》有着明确地说明，如第7条："病有发热恶寒者，发于阳也；无热恶寒者，发于阴也。"是说在表的病，有发热而恶寒者，是机体正气相对旺盛，阳实而体现的表病，为在表的阳病，也即太阳病；但也有不发热而恶寒者，为机体气血沉衰，而出现的表病，为在表的阴病，与太阳病相对，当指少阴病。也就是说，少阴病属于阴、虚、寒的表病，故治疗少阴病用助阳、补虚、祛寒的发汗方药，如麻黄附子甘草汤、麻黄附子细辛汤等。然而，少阴病在表的时间比较短暂，容易传里，故常出现与太阴病（阴、虚、寒的里病）合病，而白通汤则是治疗少阴、太阴合病即表里合病的方剂。因此，欲弄清白通加猪胆汁汤的证治，则必须先明了白通汤的证治。

白通汤究竟是属于哪一类的治剂，看《伤寒论》原文就可明白。白通汤见于少阴篇的第 314 条："少阴病，下利，白通汤主之。"其原意是，既有少阴病的表证，同时又有下利者，这也是表里（少阴、太阴）合病之属，宜白通汤主之。从论中第 32 条："太阳与阳明合病者，必自下利，葛根汤主之。"综合本条来看，下利而有表证，见太阳病者，宜葛根汤；见少阴病者，宜白通汤。此是相对的证，治也用相对的方。再从白通汤的药物配伍分析，葱白为一辛温发汗药，佐以干姜、附子、细辛等温热药则更能助阳发汗，这种配伍方法与麻黄附子细辛汤、麻黄附子甘草汤等配伍的规律是一致的，虽然主治有所出入，但均属少阴病的发汗类方剂，这是毋庸置疑的。

其次，再分析白通加猪胆汁汤及其条文，即第 315 条，条文的意义已如前述。本方的药物组成即于白通汤再加人尿五合，猪胆汁一合。显而易见，在温热药中加入苦寒之药，对于阴性的表里合病而见脉微者，已属回阳不利。因此，"少阴病，下利，脉微者与白通汤"后，而出现"利不止，厥逆无脉，干呕，烦者"的现象，此为治不得法，以致阳衰更甚，此时，再用白通汤加入苦寒之药则属一误再误，由此不难看出，本条文显然存在着错简。由于"通脉四逆汤"为"白通汤"之误，因此，一些注家为了附会原文便出现了注解混乱。如认为"白通汤证较通脉四逆汤证略轻，较四逆汤证之脉沉微细、阴寒极盛又多戴阳证，故不用四逆汤而用白通汤，破阴回阳，宣通上下，方用葱白四茎可以达上下格拒之阳，下交于肾"。甚至自相矛盾难圆其说，一会儿说"阴盛格阳之戴阳证服白通汤而下利不止，这是病重药轻"；一会儿说"本证是阴寒极盛，阳无所依，而其阳将脱之重证，并非药不对证，乃是阳药被阴寒格拒之故，所以仍用白通汤"。总之，为了附会原文，或谓"葱白通阳"，或谓"能升下陷的阳气"，避而不谈其发汗作用，因而谓其"温中逐寒的作用较四逆汤、通脉四逆汤等更有力"，诸如此类不胜枚举。众所周知，温中逐寒，振兴沉衰是干姜、附子的作用，白通汤干姜、附子的用量还不及四逆汤，更不用说通脉四逆汤了，何况主用发汗的葱白，阳虚寒阴盛于里者依法势在必禁。试看论中治疗下利清谷，四肢厥冷，脉微欲绝的四逆汤或通脉四逆汤等，而无一方用葱白者，就是这个道理。葱白通阳无可非议，但通阳是谓通津液以发汗，因此，本方命名为"白通汤"的意义就在于此。第 314 条"少阴病，下利，白通汤主之"这是下利而同时见少阴、虚、寒性之表证，即表里合病的一种，用白通汤温中则表里当均治，此与太阳阳明合病而下利者，用葛根汤以发汗是同样的治疗手段。

白通汤的功用既明，当再进一步探讨服白通汤后的结果，是否方药有所错误？"少阴病，下利"似与上条的见证相同，但条文中的"脉微者"三字，就不大相同了。因为论中原有"少阴病，脉微，不可发汗"（《伤寒论》第286条）的明文，白通汤是一发汗剂，"少阴病，下利，白通汤主之"当然是脉不微的，所以少阴病，下利而脉微者，则不可与白通汤以发汗解之，若误与之，则不但利不止，还会出现厥逆无脉、干呕烦的虚脱险证。然而，一些注家只看到干姜、附子的温中，而忽视了葱白的发汗，并把前后为病看作同证，因而认为方以对证无所错误，进而解释为"阴寒极盛而服热药反而拒格"云云，这种解释纯属附会条文，毫无理论根据和临床意义。

基于以上说明，则"与白通汤利不止，厥逆无脉、干呕烦者"，显系误予白通汤导致的坏病，最后更有"服汤，脉暴出者死，微续者生"的说明，这是何等严重的虚脱险证！猪胆汁虽有较强的亢奋作用，但加之于具有发汗作用的白通汤中反攻其表，势必益其虚脱，而速其死亡。由此观之，厥逆无脉只有通脉四逆一法，加猪胆汁也只能加于通脉四逆汤中，如此才较合理。近代有日本学者土佐宽顺等，用通脉四逆加猪胆汁汤抢救脉微弱、干呕烦躁休克前期的病人获得成功，就是很好的证明。

综上所述，可以认为：第315条原文，可能传抄有误，文中的"白通加猪胆汁汤主之"当是"通脉四逆加猪胆汁汤主之"。

（原载于《中国医药学报》1997年第12卷6期）

第九节　《伤寒论》一方二法初探

每次整理胡希恕先生的遗作及学习《伤寒论》原文，总有不同的收获。而今整理其注解《伤寒论》的原文时，引起笔者深思的是论中的"一方二法"。此四字是方后注解，既往对此一读而过，未引为重视。但近几年常思考六经类证、方证的六经归类，对不少方证难以认定六经归属，故在临床中常思考这一问题。再次读到此四字，有所感悟。

一、一方二法之原意

"一方二法"四字，仅见于《伤寒论》第174条的桂枝附子去桂加白术汤方后注："右五味，以水六升，煮取二升，去滓，分温三服。初一服，其人身如痹，半日许复服之，三服都尽，其人如冒状，勿怪。此以附子、白术，并走皮内，逐水气未得除，故使之耳。法当加桂四两，此本一方二法，以大便硬，小便自利，去桂也；以大便不硬，小便不利，当加桂。"原文的大意是，治风湿相搏本应用桂枝附子汤，因大便硬，小便频利而去桂枝；若大便不硬，小便不频利，还应用桂枝。方后注其原意，是对桂枝附子汤方证、第174条原文做进一步注释。原文"伤寒八九日，风湿相搏，身体疼烦、不能自转侧、不呕、不渴、脉浮虚而涩者，桂枝附子汤主之；若其人大便硬、小便自利者，去桂加白术汤主之"。是说平时多湿患太阳伤寒证，则呈现为风湿相搏证。身体疼烦，谓身体尽疼痛，以至烦躁不宁。不能自转侧，谓动则痛益剧，以是不能自力转动。不呕，为病未传少阳；不渴，为病未传阳明；脉浮，为病在表，但虚而涩，故此辨六经为少阴病，辨方证为桂枝附子汤证，即用桂枝附子汤治疗，治属少阴。

如果临床上见到以上的症状，但同时伴见小便频数、大便干硬者，是因小便过多而致大便硬，则证由表传里，呈现少阴太阴合病，虽有少阴表证，但此为津液亡失于里，不可大发汗，应重在温中生津液，治在太阴，因此治疗用桂枝附子汤去桂枝加白术（《金匮要略》名为白术附子汤）。

后来的经方传承者（《伤寒论》作者），反复研究认识，感悟到这一方二法的变化蕴涵理论的升华，把这一认识记载于方后注。即认为桂枝附子汤一方，原是治疗风湿相搏的少阴病之剂，因又见小便频数、大便硬，故去桂枝加白术，变为治少阴太阴合病之剂，这样一个方既可以用于解表法，又可用于温里法，因称一方二法。显而易见，所谓二法，是指八纲病位概念的不同，治用不同的方法。一方二法的提出，具有深意。

二、一方二法有深意

一方二法虽仅见于第 174 条方后注，但《伤寒论》许多条文体现了这一精神，值得考究。桂枝附子汤方证在《金匮要略·痉湿暍病脉证并治》重出，方名白术附子汤，但方后注自"法当"以下 52 字缺失。删去的原因、两者孰前孰后，很难断定；但方后注是对方证的注释，又多是后世对前人的注释，是对前人的经验总结，是可以肯定的。因此，一方二法是后人继承前人用方证的体会，是对一个方证变化规律的认识。这样一个个方证认识的积累，不但丰富方证，而且使治法、理论提高发展。

细读《伤寒论》原文，体现一方二法的方证还是很多的，如桂枝汤证和桂枝去桂加茯苓白术汤证、桂枝汤证与小建中汤证、葛根汤证和葛根加半夏汤证、越婢汤证和越婢加术汤证等，皆属于一方二法的变化。可知，整部《伤寒论》是许多个一方二法变化组成，亦可知，经方的发展，是古代用方证经验的总结。

由《汉书·艺文志》记载："经方者，本草石之寒温，量疾病之浅深，假药味之滋，因气感之宜，辨五苦六辛，致水火之齐，以通闭解结，反之于平。"可知，经方起源于神农时代，初期用单方治病，所用理论是八纲，即寒、热、虚、实、表、里、阴、阳，后来渐渐发展至用复方治病，其理论是由许多一方二法的经验总结，渐渐由八纲辨证发展为六经辨证。

笔者由一方二法可体会到，《伤寒论》虽以六经分篇，但许多方证却未按六经归类分篇，桂枝加附子汤治属少阴，却置于太阳病篇；大青龙汤治属太阳阳明合病，却置于太阳病篇……当然六经分篇还有其他原因，而一方二法的变化更是关键。

明末清初医家张路玉对一方二法有深刻认识："小柴胡汤本阴阳二停之方，可随证之进退，加桂枝、干姜则进而从阳，若加栝楼、石膏，则进而从阴。"即是说，小柴胡汤原治半表半里阳证少阳病，但经加桂枝、干姜等药则可治半表半里阴证厥阴病，这不恰好体现了一方二法的变化吗？一个方剂通过加减变化，可治疗阳证和阴证，可治疗表证和里证，其变化规律是八纲的变化，一方二法的变化。一个方剂的适应证变化，可出现六类不同的证，其变化规律即是

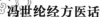

六经，恰如胡希恕先生提出的"经方的六经来自八纲"。

三、一方二法的启发

笔者由一方二法得到启发，对经方的方证认识更加清晰。如对温经汤方证，临床常用本方，但对其六经归类一直举棋不定。因从条文看："妇人年五十，所病下利（血）数十日不止，暮即发热，少腹里急，腹满，手掌烦热，唇口干燥，何也？师曰：此病属带下。何以故？曾经半产，瘀血在少腹不去。何以知之？其证唇口干燥，故知之。当以温经汤主之。"（《金匮要略·妇人杂病脉证并治》第9条）此时上热下寒明显，似可归属于厥阴病。从方药分析，治属上热下寒亦似属厥阴。但在临床中，常有患者不见唇口干燥、暮即发热，辨六经是否还为太阴病？而临床常以温经汤去麦冬治疗，疗效颇佳。这样看来，温经汤治上热下寒，麦冬清上热可属阳明，那本方亦可归属阳明太阴合病？这样属厥阴还是属阳明太阴？方证的六经归属犹豫不定。而今受一方二法启发，对其归类心中较为明了，即温经汤由芎归胶艾汤、当归芍药散、吴茱萸汤、桂枝茯苓丸、麦门冬汤诸方合并组成。既用吴茱萸汤去大枣加桂枝降逆止呕以温胃驱下寒，又用麦门冬汤去大枣滋阴润燥以补胃之虚，凉血清上热。同时，又以桂枝、生姜引邪外出，故本方当属清上温下，为治厥阴半表半里较为合理。温下寒主用吴茱萸汤、当归芍药散，清上热主用麦冬，如无口干、手掌烦热则去麦冬，则治由厥阴变为太阴为主。这样在临床治病，遵循经方辨证论治规律，先辨六经，继辨方证，当辨六经为太阴病时，辨方证不必拘泥温经汤原属治厥阴，可选用原治厥阴病的温经汤加减治疗，做到方证对应治愈疾病。

此正是体现有是证用是方、"观其脉证，知犯何逆，随证治之"之道，其道即一方二法。由一方二法也可知，六经是诸多方证一方二法变化而成。

（原载于《中国中医药报》2014年3月27日第004版"学术与临床"）

第十节　太阴病可用温药吐下

拙作《读懂伤寒论》出版后，受到国内外同仁关注，同时，有不少同仁提出宝贵意见，其中不乏有关疑难问题的切磋者，促使笔者进一步学习认识经方。

2014年9月14日，笔者收到一条短信，对《伤寒论》第326条解读"表阴证可从汗从表解，里阴证可从吐下解，邪有直接出路"（《读懂伤寒论》第245页）提出质疑："里阴证属太阴病，太阴病的治法是'当温之'，宜服四逆辈，能用吐下法吗？"笔者答曰："吐下用于里阳证，不能用于里阴证。"

回答完后，笔者思维矛盾顿起，为什么做出自相矛盾的回答呢？经反复思考，笔者认为，显然是因为自己对太阴病的治则仍认识不清所致。于是，笔者重新仔细研读仲景书，并反复揣摩胡希恕先生的有关论述，同时结合临床，对太阴病治则进行了再认识，兹与同道汇报、分享如下。

一、胡希恕论经方辨证论治实质

要明了太阴病的治则，首先要了解经方辨证论治的实质。胡希恕先生提出："患病机体之所以有六经八纲一般的规律反应，主要原因不是来自疾病的外在刺激，而是来自机体抗病的内在作用……屡有未治即愈的病，都不外是机体抗病斗争胜利的结果，不过往往由于身体机能的有限，机体虽不断斗争而疾病竟不得解，于是机体与疾病交争的形式亦随时地反映出来：中医所谓表证者，即机体欲借发汗的机转，自体表以解除疾病而尚未解除的形象；中医所谓为里证者，即机体欲借排便或涌吐的机转，自消化管道以解除疾病而尚未解除的形象；中医所谓半表半里证者，即机体欲借大小便、出汗等方式以解除疾病而尚未得解除的形象。此为限于机体的自然结构，而势所必然地对疾病斗争的固定方式，以是则表、里、半表半里便规定了凡病不逾的病位反应。若机体的机能亢进，就有阳性的一类证候反映于病位；若机体的机能沉衰，就有阴性的一类证候反映于病位。简而言之，疾病刺激于机体，机体即应之以斗争，疾病不解，斗争不已。疾病的种类虽殊，而机体斗争的形式无异，此所以有六经八纲的规律反应。由于以上的说明，则中医辨证施治，正是适应机体抗病机制的原因的疗法。"（参见《胡希恕讲伤寒杂病论》第 28 页）

胡希恕先生的论述简括来说，即经方辨证论治的实质，是顺应人体抗病机制的原因疗法。人体抗邪外出，由于病位的不同而出路不同，因此治法也不同：病在表用汗法，病在里用吐下法，病在半表半里用和法。

经方治病，祛邪时从病位而论，病位在里时，邪有直接出路，故适应于吐下。此治则适用于里阳明病，大家已深信不疑。那么，为什么有人提出里阴证太阴病不能用吐下法呢？为什么自己不坚信太阴治用吐下？原因有三：

其一，对太阴病治则，只注意到"当温之"，即温之是温补，温补可愈病，而未重视邪的出路。后世注家多认为《伤寒论》第 277 条："自利不渴者，属太阴，以其脏有寒故也，当温之，宜服四逆辈。"即是太阴病的治则，这无疑是正确的，但是忽略了病邪的出路。因此，在泛论太阴病的治则时，往往强调温补，而吐下是阳明病常用之法，太阴病提纲又有"若下之，必胸下结硬"警句，因而渐渐形成太阴禁吐下的印象。

其二，未全面理解太阴病提纲，《伤寒论》第 273 条："太阴之为病，腹满而吐，食不下，自利益甚，时腹自痛；若下之，必胸下结硬。"胡希恕注："太阴病，即里阴证，它经常以腹满而吐、食不下、自利益甚、时腹自痛等一系列症状反映出来，故凡病若见此一系列症状者，即可诊断是太阴病，依治太阴病的方法治之，便不会错误。太阴病的腹满属虚满，不要误以为是阳明病的实满而下之；若误下之，则必致胸下结硬之变。"胡老特别强调，这里的腹满不是阳明病的实满，不要误以为是阳明的实满而下之。需要注意的是，太阴病提纲有"腹满而吐"，是邪在里的虚寒证，治法即第 277 条："自利不渴者，属太阴，以其脏有寒故也，当温之，宜服四逆辈。"即治疗原则是用温，即温中祛里寒。里寒邪气从何处被驱除？这就是胡希恕先生提出的"中医所谓为里证者，即机体欲借排便或涌吐的机转，自消化管道以解除疾病而当未得解除的形象"，是说"当温之"，即含有通过温中使正气旺，驱邪从下排出，或从上排出（涌吐）。

其三，经方原有许多用温药吐下治疗太阴病的方证，如走马汤、三物备急丸等，王叔和整理时大多置于《金匮要略》，同时又强调《伤寒论》用六经辨证，而《金匮要略》用脏腑经络辨证，于是使后世读者看不到治太阴病用温药吐下的方证，亦是造成误认为太阴病不用吐下的重要原因之一。

二、仲景书有关太阴病方证

仲景书中有不少有关太阴病的论述和方证的记载，今列举如下：

1. 桔梗白散方证

《伤寒论》第 141 条："寒实结胸，无热证者，与三物小陷胸汤，白散亦可服。"桔梗白散方：桔梗、贝母各三分，巴豆（去皮心，熬黑，研如脂）一分。

右二味，为散，内巴豆，更于臼中杵之，以白饮和服。强人半钱匕，羸者减之。病在膈上必吐，在膈下必利。不利，进热粥一杯；利不止，进冷粥一杯。

《金匮要略·肺痿肺痈咳嗽上气病脉证并治》："《外台》桔梗白散：治咳而胸满、振寒、脉数、咽干不渴、时出浊唾腥臭、久久吐脓如米粥者，为肺痈。"

2. 外台走马汤方证

《金匮要略·腹满寒疝宿食病脉证并治》："《外台》走马汤治中恶，心痛，腹胀，大便不通。"

3. 三物备急丸方证

《金匮要略·杂疗方》："（三物备急丸方）主心腹诸卒暴百病、若中恶、客忤、心腹胀满、卒痛如锥刺、气急口噤、停尸卒死者。以暖水、若酒服大豆许三、四丸，或不下，捧头起，灌令下咽，须臾当差；如未差，更与三丸，当腹中鸣，即吐下便差；若口噤，亦须折齿灌之。"

4. 九痛丸方证

《金匮要略·胸痹心痛短气病脉证并治》："九痛丸治九种心痛。善治卒中恶，腹胀痛，口不能言；又治连年积冷流注心胸痛、并冷肿上气、落马坠车、血疾等皆主之。"

按：以上4方证，皆主用巴豆治疗。其中桔梗白散主要适应证为寒实结胸、肺痈，皆属里虚寒实证的太阴病，主用巴豆温中攻下，以及从口鼻排出。同时，桔梗白散方后注云："病在膈上必吐，在膈下必利。"三物备急丸方后注云："更与三丸，当腹中鸣，即吐下便差。"走马汤、三物备急丸、九痛丸适应证为"腹胀、大便不通、心腹胀满、腹胀痛、连年积冷流注心胸痛"，皆用巴豆急温攻下。

《神农本草经》载："巴豆：味辛，温。主治伤寒，温疟，寒热，破癥瘕结坚积聚，留饮淡澼，大腹水胀，荡涤五脏六腑，开通闭塞，利水谷道，去恶肉，除鬼蛊毒注邪物。"可知巴豆是经方最早应用于急救，治疗太阴病脏结、脏寒的药物之一，其驱邪外出之路径，一是吐出，二是泻下，治属太阴。

5. 大黄附子汤方证

《金匮要略·腹满寒疝宿食病脉证并治》："胁下偏痛，发热，其脉紧弦，此寒也，以温药下之，宜大黄附子汤。"

按：这里特写明以温药下之，可知治太阴病"当温之"，亦包含下法。

6. 桂枝附子去桂加白术汤方证

《伤寒论》第184条："伤寒八九日，风湿相搏，身体疼烦，不能自转侧，不呕，不渴，脉浮虚而涩者，桂枝附子汤主之；若其人大便硬、小便自利者，去桂加白术汤主之。"

按：桂枝附子汤原是治疗少阴病身疼、关节痛重者，因小便过多而使津液重伤而出现大便硬、大便难。但这种大便硬不属阳明病，而属太阴病，故治疗用苦温的白术，温中生津使大便变软而通下。

通过对仲景书的学习及对胡希恕先生的有关论述学习，并联系临床实践，进一步认识到，腹满、心下痞满是里证常见证，是邪在里的表现，经方治疗里邪是通过吐下祛除病邪，但里证分阴阳，里阳证阳明病用寒凉吐下，里阴证太阴病用温热药吐下。

综上所述，仲景书中有许多记载，危急重证，当现里阴证太阴病时，多用巴豆、白术等温热药吐下治之。

可以明确，太阴病治则"当温之"，应包含吐下之法。胡希恕先生总结的"里阴证可从吐下解，邪有直接出路"这一论述，见证于仲景书，亦见证于临床实践。

（原载于《中国中医药报》2015 年 5 月 8 日第 004 版"学术与临床"）

第十一节　从病案认识阳明病

阳明病看似简单但并不易懂。当年，有人动员胡希恕先生出书，他总说"还没考虑成熟"，其中就包含了阳明病诸条文。笔者认为，欲读懂《伤寒论》、认清阳明病，必须明确：经方的阳明病不是经络脏腑概念，而是八纲概念。

首先需要说明，经方是以八纲、六经、方证理论治病的医药学体系，其特点是先辨六经，继辨方证，求得方证对应治愈疾病，是有别于《内经》的医学体系。

因此，经方的阳明病是里阳证，不是经络脏腑概念；阳明病不是发于胃腑或阳明经络上的病，而是八纲概念，即症状反应于里的阳证。《伤寒论》论述了阳明病的概念、判定、治则、方证，不但治疗急性病、温病、风温、危重病，亦治疗慢性病；其方证不仅记载于《伤寒论》，亦记载于《金匮要略》，现知有 89 方证。如果说理论纷繁，不如从临床观察实例，则更容易理解什么是阳明病。

一、感冒

刘某，女，50 岁，1965 年 7 月 10 日初诊。

患者因天热汗出，晚上睡着后着凉，早起即感两腿酸痛，头晕身重，口渴无汗，自服 APC1 片，1 小时后大汗不止，但仍发热，不恶寒反恶热，自感口中如含火炭；苔白，脉滑数。

六经辨证属阳明病证，辨方证为白虎加人参汤。

组方：生石膏 60g，知母 15g，炙甘草 6g，粳米 30g，生晒白人参 9g。服 1 剂汗止、渴减、热退；再 1 剂诸症已。

按：这个方证是古今多发证、常见证，《伤寒论》第 26 条："服桂枝汤，大汗出后，大烦渴不解，脉洪大者，白虎加人参汤主之。"是说，病在表应发汗，但发汗太过而传变为阳明病。此为里外皆热而里热结实不明显的阳明病。

二、甲流 H1N1

冯某，男，10 岁。2009 年 9 月 24 日初诊。

当时全班 39 人中已有 11 人发病。患者中午无明显不适，晚上出现发热，伴咽干、发烧，服白加黑 1 片，大汗出热不退，整天体温在 39℃—39.5℃，口干思饮，不欲食，昏睡，只喜吃西瓜，19 点体温 39.4℃，苔白腻，脉弦滑数。

辨六经为阳明太阴合病，辨方证为白虎加人参苍术汤证。

组方：生石膏 100g，知母 15g，炙甘草 6g，苍术 10g，人参 10g，粳米 15g。

20 点服 1 剂，1 小时后，体温降至 38.8℃，第二天体温正常，因有咳嗽吐痰，服半夏厚朴汤加味，两日愈。

按：此与前案皆是表证发汗而转属阳明病，此里湿表湿皆重，故加苍术祛湿。时方认为甲流属温病，治用清热解毒重在卫表（治用麻杏石甘加银花、防风等）。经方治流感，不是一方统治，而是先辨六经，继辨方证，求得方证对应治愈疾病。本案证不在表而在里，禁用汗法。

三、淋巴结核

冯某，女，25 岁，1967 年 7 月 20 日初诊。

患者高热 20 余日，曾在多家医院用各种抗生素均无效，诊断为淋巴结核。面黄无华，消瘦，自汗出，不恶寒，自感乏力、身重；前晚体温 39.7℃，苔薄少，舌质红绛，脉滑数。

六经辨证为阳明病，辨方证为白虎加生地麦冬牡蛎汤证。

组方：生石膏90g，知母18g，粳米30g，炙甘草6g，生地24g，麦冬24g，生牡蛎15g。

上药服6剂，体温降为38℃左右，但晚上偶有39℃。因出现恶心、纳差、喜凉，喜吃西瓜，故改服小柴胡加石膏汤（生石膏用60—90g），药后热平，诸症消，共服11剂，颈部淋巴结肿大亦全消失。

按：《伤寒论》第6条："太阳病，发热而渴，不恶寒者，为温病。"本案证属阳明病，因有外证和里证，外内皆热而不恶寒，与太阳病不同而称为温病。因高热已逾20天，津伤热重，故用白虎汤加滋阴凉血敛汗药，使热除身凉。这里需要指出的是，胡希恕认为：生石膏有解凝作用，即生石膏使肿大的淋巴结消退。

四、急性痢疾

胡希恕讲述：友人之母，70多岁，病痢疾，已请多名中医诊治，病情有增无减；前医多以人老气虚证补之，2个月不愈，因请诊治。进门见患者说胡话，舌苔黄、干，又让友人按其母腹，刚一按便叫苦不迭，并见里急后重感强烈，有发热、谵语等，断为大承气汤证无疑。予大承气汤，1剂后，解下燥屎数枚，落于盆中当当有声，病遂愈。

按：此为里实热结重者的阳明病。前医见人老体虚，因误补之，使病久不愈而日重。此在仲景书有类似记载，如《伤寒论》第321条："少阴病，自利清水，色纯青，心下必痛，口干燥者，急下之，宜大承气汤。"读懂这一条，明了是阳明病，则用大承气汤治疗才能救人。

五、急性肺炎

岳某，男，67岁，1965年7月3日初诊。

患者恶寒发热5天，伴头痛、咳嗽、吐黄痰，体温39.5℃。前医按温病论治予桑菊饮加减（桑叶、菊花、连翘、薄荷、杏仁、桔梗、荆芥、芦根、黄芩、前胡、枇杷叶等）2剂，热不退。经X线检查，诊断为左肺上叶肺炎。又用银翘散加减 2 剂，汗出而热仍不退。又与麻杏石甘汤加减 1 剂，汗大出而热更高，体温 41.1℃。

胡希恕会诊见：汗出，烦躁不宁，时有谵语，咳嗽吐黄痰，腹胀，大便 5 日未行。舌红苔黄腻，脉弦滑数。

证属阳明里实证，为大承气汤方证。

组方：大黄四钱（后下），厚朴六钱，枳实四钱，芒硝五钱（分冲）。

上药服 1 剂，大便通 4 次，热退身凉。咳嗽吐黄痰，继予小柴胡汤加杏仁、桔梗、生石膏、陈皮，服 3 剂而愈。

按：近几十年流行"中西医结合"诊治，多以西医诊断：肺炎（风温肺热），治以发散风热、宣肺清热，辛凉发汗。此大便已 5 日未行，已现阳明内结腹实证，发汗已属大禁。

《伤寒论》第 218 条："伤寒四五日，脉沉而喘满，沉为在里，而反发其汗，津液越出，大便为难，表虚里实，久则谵语。"前医用麻杏石甘汤是加重里实热结。

又阳明病有"下不厌迟"原则，是说太阳阳明合病时可解表，但表已不明显，则不可再发汗，故阳明治则禁发汗。本案连续发汗，津伤入里，且已现热结，还以清热解毒、宣肺清热发汗，使里实热结益甚，故高烧不退。当辨明六经属阳明，辨方证为大承气汤证，故服之即愈。

六、非典型肺炎

吴某，男，22 岁，1959 年 12 月 15 日初诊。

发热恶寒 2 天，伴头痛、咽痛、咳嗽、胸痛胸闷，经 X 线检查为：右肺下叶非典型肺炎。既往有肝炎、肺结核、肠结核史。常有胁痛、乏力、便溏、盗汗。前医先以辛凉解表（桑叶、银花、连翘、薄荷、羌活、豆豉等）1 剂，服后汗出热不退，仍继用辛凉解表，急煎服，服后高烧、自汗、头痛、咳嗽、胸闷、恶风、胁痛诸症加重。血常规检查：白细胞 8×10^9/L，中性粒细胞 70%。前日曾静脉输液用抗生素，当夜高烧仍不退，体温 39.4℃，并见鼻煽、头汗出。又与麻杏石甘汤加栀子、豆豉等，服三分之一量至夜间 23 时出现心悸、肢凉。遂请胡希恕会诊。

晨起体温 38.2℃，下午在 39℃以上，呈往来寒热，并见口苦，咽干，目眩，头晕，盗汗，汗出如洗，不恶寒，苔黄，舌红，脉弦细数。

证属表已解，连续发汗解表，大伤津液，邪传少阳阳明。治以和解少阳兼清阳明，为小柴胡加生石膏汤方证。

组方：柴胡五钱，黄芩三钱，半夏三钱，生姜三钱，党参三钱，大枣四枚，炙甘草二钱，生石膏二两。

上药服 1 剂，后半夜即入睡，未作寒热及盗汗。12 月 16 日仍头晕、咳嗽痰多带血。上方加生牡蛎五钱，服 1 剂。17 日诸症消，体温正常。1 周后 X 线检查：肺部阴影吸收。

按： 本案肺炎症不在表，而入于半表半里和里，少阳阳明皆禁发汗，故胡希恕解 201 条时指出："辛凉解表亦伤津。吴鞠通在《温病条辨》治风温中使用甘温的桂枝汤，是不可以的，不仅不能用桂枝汤，而且连银翘散、桑菊饮也不可以用，这个病就要用白虎汤，因为它是里热而非表热，解表无效，越解表效果越差。"并指出小柴胡加生石膏治盗汗。证主在少阳阳明，皆禁解表发汗，前医辛凉解表，亦伤津。

总之，阳明病是经方理论概念之一，它是病位在里的阳热实证，《伤寒论》中论述精详；读懂阳明病，明确其治则，掌握其方证至关重要。而且医者要注意经方的阳明病不同于医经、时方的阳明胃腑或经络；阳明病治疗原则是下、吐，忌发汗。且《伤寒论》阳明病的方证记载丰富精详，皆来自于临床实践，信而有征，皆合乎科学。（注：为忠实于原病案，计量单位"钱"未换算为"克"）

（原载于《中国中医药报》2014 年 7 月 30 日第 004 版"学术与临床"）

第十二节 少吃也是愈病方

汉代张仲景写了一本叫《伤寒论》的书，用其中的"经方"治病效如桴鼓，但很多医生却没有仔细思考其中蕴含的调护养生思想。

比如该书的最后一条说："病人脉已解，而日暮微烦，以病新差，人强与谷，脾胃气尚弱，不能消谷，故令微烦。损谷则愈。"是说，患者病刚好，脾胃尚弱，强求多吃以补养，导致积食生热而见微烦，其实不用吃药，少吃点就好了。

但"病刚好，少吃点"的原则为何大家都不知道呢？曾经遇到了两位患者，让我感悟颇多。第一位是个6岁的小男孩，反复发烧，在当地看不好便来京求治，治疗一年多仍不见好转，父母很着急。我看之前大夫开的药，有用清热解毒者、有用补中益气者、有用滋阴补肾者……都未奏效。于是，根据患者病情用大青龙汤、小柴胡汤加减，当时即退烧，但过几天又开始发烧。

详细询问家长才知：因孩子长期有病，都说是免疫力低、抵抗力弱，故经常让孩子吃肉、吃补品，晚上睡觉常会出汗。我突然想到"损谷则愈"的话，除据症用药外，嘱咐家长，少给孩子吃肉、吃补品，晚饭不能太饱。调理一月未再发烧。

还有一位70岁的老先生患前列腺炎，服西药长期不效，又找中医温肾壮阳，症状有增无减。我发现他的病与饮食有关，嘱其晚饭减量，也不药而解。

原来"少吃"真的与很多人的健康息息相关。近几年来各种媒体大讲养生，或引经据典，说通过吃补品能强身健体，延年益寿；或据现代医学，讲增强哪些营养可以提高免疫力。于是，补品铺天盖地，美食遍布城乡，尝试者多，受益者少。

实际上，饮食与疾病的关系，早已引起中西医的注意。日本学者小仓重成于20世纪80年代观察了哮喘等病患者，除了正确的药物治疗外，同时采用控制饮食、通腑涤肠等方法以消除胃肠积滞（患者原有里实证），临床治愈率可从 20%—30% 提高到 70%—80%。在瑞士的民间疗法中，也有以饥饿疗法使顽固重症类风湿患者症状显著减轻的研究。这些都与张仲景"损谷则愈"的说法，有异曲同工之妙。

需要说明的是，"损谷则愈"不同于西医营养学"增强营养，提高抗病能力，使疾病不再复发"的理论。它是中医临床经验的总结，是从"虚者补之，实者损之"的原则中演化而来。

如前文中反复发烧的男孩，辨证属实，故遵"实者损之"，减其饮食而使病愈。反观增加营养，提高抗病能力的理念，在这种患者身上，则违反了"实者损之"之理，故使病长期不愈。因此，大病后身体虚弱，要平稳康复、防止疾病反复，不是要注意吃补品，更重要的是注意不吃什么、少吃什么。

（原载于《中医健康养生》2015 年 6 月刊）

第三部分　临床经验举隅

第一节　经方治疗疑难病感悟

疑难病是医学界和民间常用之称谓，但其概念和范畴并不明确，多指病因不明、发病机理不明、无有效治疗方法、对人类危害较大的一类疾病。

经方治疗疑难病有其独到之处，是因其医学体系的科学性。经方，是以方证理论治病的医药学体系，其主要理论是八纲、六经。其特点是先辨六经，继辨方证，求得方证对应治愈疾病，是有别于《内经》的医学体系，其代表著作《伤寒论》。笔者通过治疗几例疑难病谈几点体会。

（一）单方治大病

1976 年秋，唐山大地震后，在迁西农村，笔者用民间单方，治愈了 9 岁男孩周身皮肤起黄水疮病，感悟了经方的起源和发展，更进一步体会胡希恕先生对辨证论治的解析："辨方证是六经八纲辨证的继续，即辨证的尖端，中医治病有无疗效，其关键就在于方证辨证是否正确。众所周知，农村常有以家藏秘方专治某病的医生，虽于辨证论治毫无所知，但于其秘方的应用，确心中有数因而往往有验。不过读者于此必须注意，凡是有验方剂，无论用者知与不知，若分析其主治（即方证），则均属六经八纲的细目，这是可以断言的。至于方证之辨，可详见《伤寒论》各章。"同时认识到，民间流传以偏方、单方治病经验，它是通过人体实践而得到的经验。这里说明了两个问题：①中国医药，来自实践，信而有征，皆合乎科学。②经方医学，是以方证理论的医学体系，起源于神农时代，初以单味药治病，渐渐发展以复方和单方治病，皆来自实验，信而有征。

（二）经方一剂扭乾坤

胡希恕先生会诊治验病案：17 岁女学生，出生时即有唇腭裂，2 岁时将唇裂缝合。因有"先天性肝糖原累积症"、GPT 经常高，一直未进行腭裂缝合，直至上月经内科多方检查，认为可以手术，方于 9 月 25 日全麻下进行了腭裂修复术（兰氏＋咽后壁瓣），术中输少量血，手术顺利。术后第一二天除低热（37.5℃）外无不良反应，但于第三天伤口开始渗血，用碘条填塞无效。继用止血敏、维生素 C、维生素 K、6- 氨基己酸、抗血纤溶芳酸等皆无效。又服益气止血中药（十灰散加味）数剂也无效。因失血过多，不得不输新鲜血液维持生命。第一、二天尚能维持 24 小时，但自第三天起，仅能维持 12 小时，故请胡老紧急会诊。

会诊时症状：神识尚清，但目喜闭合而不愿看人，烦躁汗出，面色苍白，双鼻孔见黑紫血块，口干欲饮，常有饥饿感而思食（因伤口渗血未敢让其进食），大便溏稀而色黑，一日一行，舌质红无苔而见血染，脉细滑数。证属阳明太阴合病，血虚热扰，急补血清热，给服胶艾汤加参术石汤。

结果：患者服药一剂血即止，第二天进流食，停止输血。继服二剂痊愈出院。经方治愈该案，关键是辨六经、辨方证准确。不是辨病论治，不是专门止血。具体讲：患者里血虚水盛，上热下寒而呈太阴阳明合病，刻下证为胶艾汤加参术石汤方证，治疗达到方证对应。这里关键是辨六经准确、辨方证准确，做到这一点，首先要了解六经的实质，继则掌握具体方证。

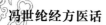

（三）经方救急于危难

程某，女，67 岁。发热汗出、眼干、口干、咳嗽 2 月。1995 年出现口干、眼干、耳鸣等已诊断干燥综合征（SS），2011 年 4 月服激素治疗，每日用强的松 20mg，6 月 2 日出现发热，门诊中西药治疗效不佳，6 月 27 日住院治疗，诊断为干燥综合征、肺纤维化合并感染、Ⅰ型呼吸衰竭、系统性硬皮病、高血压、心包积液、青光眼等。治疗用百定粉针、硫酸依替米星抗感染，维生素 C、维生素 B₆ 营养支持，痰热清注射液、甲泼尼龙片、雷公藤多苷片、甲氨蝶呤片、立普妥、盖三淳等治疗。中药以清热化痰、疏风润燥法，以清燥救肺汤、青蒿鳖甲汤加减治疗。一月后，咳嗽吐痰好转，其他症状无明显变化，仍汗出发烧，体温每天波动于 37.5—38.5℃。协和再会诊行免疫多项检查：IG 型 1：640，抗 R052 抗体：强阳性，抗着丝点 B 抗体：强阳性，DNP 乳胶凝集试验：阳性。结论为干燥综合征后期，治疗加激素量、布洛芬而烧不退，患者悲伤绝望。会诊时症见：眼干、口干，但欲漱水不欲嗽、汗出身热（37—38.5℃）、汗落则恶寒全身皮肤发紧、刺痛但按之不痛、头痛、耳鸣心烦（必听收音机抗干扰），眼干甚无泪液，每日用人工泪液 10 余瓶，每 1—2 日去眼科清除脱落角膜细胞，左舌根灼痛、溃疡，双腘拘挛，大便干 3 日一行，神疲乏力，四逆，舌苔光，舌质暗红，脉细弦数。

六经辨证：太阳阳明太阴合病；辨方证：桂枝甘草龙牡加术芍汤方证。简单的方药使患者退烧，使患者有了生的希望。进一步治疗，多以柴胡桂枝干姜汤合当归芍药散治疗，经半年治疗，不但症状好转，而且免疫检查亦恢复正常。这里体现了经方之所以治好病，自有其理，当然不是西医之理，而是中医之理、八纲方证对应之理。我们的祖先已经积累了有关理论和治疗经验。其取效的主要原因，是根据经方的辨证论治理论体系。即根据患者的临床症状，先辨六经，继辨方证，求得方证对应而取效。

（四）经方愈病西医可鉴

治疗两例支气管扩张病案，不同年龄，不同症状，用不同方药，都取得显著疗效。支气管扩张症是难治病，以往认为不可治愈，但通过治疗两例，不但症状缓解，而且 CT 检查支气管扩张影像亦消失。不但认识到经方治疗支气管扩张有效，更进一步体悟经方方证对应的科学性。

（五）桂枝降冲，功不虚传

患者，女，66 岁，每晚嗳气，15 年未曾间断，久治不效，经辨证为茯苓饮加桂枝附子汤方证，但治疗 2 月效不明显，当桂枝增加至 20g 时，症状全消。这里说明，经方治病，首先要辨六经正确，继辨方证准确，本案辨六经、辨方证都是正确的，但取效的关键是桂枝用量，这里说明两个问题：一是桂枝降冲逆作用乃确切无疑，这一作用的认识来自经方传承、临床实践、来自实验，信而有征，皆合乎科学；二是方证对应，不只是药味的对应，还包括药量的对应，桂枝加桂并不是仅限二两，而是看具体证。

以上说明，治疗疑难病，经方有优势，"中医胜于西医者，《伤寒论》独甚"！其原因在于经方的科学理论体系，而学好经方的关键是学好其核心代表著作《伤寒论》，学中医学用方药经验固然重要，但更重要的学用理论体系，著名画家王任先生说："老一辈书法家传承的授人以鱼，不如授人以渔。"这种教学方法是非常对的。

（原载于"中医经典理论内涵与临床应用学术研讨会暨医史文献分会、中医经典与传承研究分会（筹）学术年会文集". 2012：4-5）

第二节　怎样辨治冠心病

冠心病，是冠状动脉粥样硬化性心脏病的简称，是指冠状动脉粥样硬化导致的血管腔狭窄、阻塞以及血管功能改变（痉挛）的疾病。临床主要症状是胸骨后或心前区疼痛，常放射至后背、左臂内侧或颈咽、下颌、剑突下，同时伴有胸闷、气短、心悸、汗出等，严重者出现心力衰竭、心律失常、休克等。依据病情、病史、体征、心电图及血清心肌酶的测定可做出诊断。本病的中西医结合研究报道已很多，现仅就其辨证论治的注意事项及治疗经验略加阐述。

一、短气未必都是虚，半表半里胸痹实

冠心病多有胸闷、胸痛，认为是痰饮瘀血阻滞的认识颇为一致，而怎样从整体上看待本病的标本虚实尚有分歧。有人根据患者多有气短、四逆等末梢血液循环不好、心肌供血不足的表现，认为冠心病多属虚证，其治疗应以益气养血活血为主。冠心病多属中医胸痹心痛范畴，有虚亦有实。正如《金匮要略·胸痹心痛短气病脉证并治》云："平人无寒热，短气不足以息，实也。"正是说气短不一定是虚，冠心病常见的气短属邪实之证。如果这种气短，又伴见胸胁背痛、胀满、口苦咽干、大便干结等，则属痰饮瘀血阻于半表半里之实证，治宜和解少阳、祛痰化瘀，为大柴胡汤合桂枝茯苓丸的适应证，药用：柴胡12g，枳实10g，白芍10g，半夏10g，黄芩10g，生姜10g，大枣4枚，大黄6g，桂枝10g，茯苓12g，桃仁10g，丹皮10g。如心烦、身热明显者，可加生石膏；如热甚明显，大便燥结者，可加芒硝。

二、痰饮瘀血阻胸阳，祛痰活血理应当

四肢发凉、胸闷气短、面色苍白、疲乏无力、脉沉弦细等，是冠心病因血液循环不好出现的症状，中医辨证看似阳虚，但进一步分析，这种阳虚是标，其本也不是气虚，而是痰饮瘀血阻滞。此证在《金匮要略·胸痹心痛短气病脉证并治》有论述："夫脉当取太过不及，阳微阴弦即胸痹而痛，所以然者，责其极虚也。今阳虚知在上焦，所以胸痹心痛者，以其阴弦故也。"这里的阳微阴弦，即指寸微而尺弦之脉，是心阳上虚，寒饮下乘，为寒饮瘀血阻胸之证。治疗当以祛痰活血为主，宜用栝楼薤白半夏汤合桂枝茯苓丸：栝楼45g，薤白10g，半夏12g，桂枝10g，茯苓12g，桃仁10g，白芍10g，丹皮10g，黄酒20mL（兑入）。如胸胁刺痛明显者，加红花、郁金；如胸脘满胀明显者，加橘皮、枳实、生姜；大便干结者，加大黄。

三、心律失常津气衰，益津养血望复脉

心慌、心悸、心下痞、纳差、口干、脉结代，心电图示房性或室性期前收缩，也是临床常见的症状，中医辨证当属津血虚而致脉虚不能相继。治疗应以益津养血为主，宜炙甘草汤：炙甘草12g，生姜10g，人参6g，桂枝10g，生地黄50g，阿胶6g，麦门冬15g，麻仁12g，大枣10枚，黄酒20mL（兑入）。但心律失常也有虚有实，病有常有变，欲知其变，当细审其证。如症见胸背痛、心下支结、心悸、乏力、汗出等症，此为血虚水盛证，宜用柴胡桂枝干姜汤合当归芍药散治之。痰饮停久致心衰本应该长期患冠心病，往往发生心功能不全，出现心悸、短气、浮肿等症，提示正气明显虚损，应据证用补或祛邪为治。《金匮要略·胸痹心痛短气病脉证并治》记载："胸痹，心中痞，气结在胸，胸满，胁下逆抢心，枳实薤白桂枝汤主之，人参汤亦主之。"这里的心中痞，指心中痞塞气不通之意。气结在胸，谓气结于胸中而胸满闷也。胁下逆抢心，谓自觉有气自胁下而逆于心胸感。枳实薤白桂枝汤，功能降逆行气以消胀满，故主之。而人参汤亦主者，以中气大虚，饮自下乘，亦可产生气结胸满之证，两者虚实不同，临床要细辨。病久常见中气大虚，饮自下乘之证，如症见胸闷、下肢浮肿、心下痞满、气短或喘满、口唇紫绀等，治以温阳利水，宜用木防己汤：木防己12g，人参18g，桂枝10g，生石膏45g。如大便干者，去生石膏加茯苓、芒硝。

（原载于《中国医药学报》2004年第19卷第10期）

第三节 胡希恕老中医应用大柴胡汤治疗慢性病的经验

大柴胡汤是胡老临床应用最广泛的方剂之一，不但常用于急性病，也常用

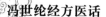

于慢性病，而且对方证的关系研究颇深，今据其临床治验案例概述其要。

一、脑动脉硬化症（眩晕）

【例1】许某，男，46岁。

初诊：1965年4月7日。在某医大曾做腰穿，诊断为"蛛网膜炎""脑动脉硬化""基底动脉供血不全""喘息性支气管炎"。服中西药毫无疗效，观其所用中药多属活血平肝潜阳诸法。近来看报、看书等用脑时则视物昏花，头晕头痛，耳鸣发热，两太阳穴发胀，胸胁苦满，心口常有气上冲之感，咳喘吐黄痰，量多，手足心热，口干不思饮，左腿外侧疼痛，苔薄白，脉沉弦。

辨证属少阳阳明合病，夹痰夹瘀。

处方：柴胡15g、黄芩10g、半夏12g、枳实10g、生姜10g、大枣4枚、炙甘草6g、桂枝10g、赤芍10g、红花10g、茯苓10g、大黄6g、生石膏45g。

上药服三剂，头晕头痛俱减，气上冲感亦减。因咳痰仍多，给服半夏厚朴汤加栝楼、旋覆花、竹茹、杏仁三剂，咳痰减，继用上方加减，治疗两月，仅见轻微头晕、咳嗽，可用脑一小时。服药三个月，可连续用脑二小时，除气短外无其他不适。

按：眩晕头痛，多用平肝潜阳法治疗，凡是肝阳上亢者用之则效。本患者为痰瘀阻滞之证，先用大柴胡汤合桂枝茯苓丸加生石膏清解少阳阳明之热，祛其瘀血，复以半夏厚朴汤加味化其痰饮，继用大柴胡汤合桂枝茯苓丸再治其本，遂使三年之痼疾消逝于无形。

二、慢性胃炎（胃脘痛）

【例2】田某，男，33岁，门诊病历号204014。

初诊：1966年6月1日。胃脘痛5年，胃肠钡剂造影检查确诊为"慢性胃炎"。胃脘时痛，胸胁苦满，嗳气烧心，口苦，微恶心，气短心悸，嗜睡乏力，大便先干后溏，苔薄白，脉弦迟，右上腹压痛明显。

辨证属少阳阳明合病夹瘀夹饮。

处方：柴胡10g、黄芩10g、半夏12g、赤芍12g、枳壳10g、生姜10g、大枣 4 枚、桂枝 10g、茯苓 10g、桃仁 10g、丹皮 10g、大黄 6g、炙甘草 6g。

上药服三剂，胸胁苦满，胃脘痛皆减。继服三剂，胃脘痛已，再加橘皮 20g，生龙骨 15g，生牡蛎 15g，服三剂，诸症皆消。

按： 本证乍看似是气血俱虚之证，但脉弦为饮，迟为瘀血。胸胁苦满，胃脘时痛，右上腹压痛，气短心悸与"呕不止，心下急，郁郁微烦"相似，故为大柴胡汤合桂枝茯苓丸的适应证，用其化痰理气，祛瘀活血，以治疾病之本，收效神速。

三、心肌梗死（胸痹）

【例 3】葛某，男，40 岁，门诊病历号 146415。

初诊：1964 年 12 月 17 日。于 1964 年 7 月 27 日突然发生心绞痛，呼吸困难，心电图确诊为"心肌梗死"，经住院治疗好转。但经常胸痛，胃脘痛，两胁下疼。胸闷如压重物，心动悸，心慌易惊，头胀疼，大便不畅，走路缓慢，以手按胸，舌质红，苔薄白，脉沉弦。

辨证属少阳阳明合病，兼痰瘀阻胸，以柴胡 12g、半夏 10g、黄芩 10g、白芍 10g、枳实 10g、桂枝 10g、桃仁 10g、生姜 10g、大枣 4 枚、大黄 6g 治之。

上药服三剂，胸胁痛俱减，大便色黑为瘀血下行之象。上方再加茯苓、丹皮、炙甘草继服一周，胸闷胁痛又减，再进退二月余，自感无不适，可参加工作。

按： 从西医病理来看，心肌梗死后，心肌有不同程度的坏死，又可见不同程度的心功能不全，因此一些人认为心肌梗死的病本是虚。但不能用西医的病理来推测中医辨证的虚实。本例的特点是胸闷且痛，心悸或惊。心主血，血瘀则胸胁痛，心主神明，心病则悸而惊。其症状表现为少阳阳明合病又兼瘀血的实证时，用此方药治疗当属方证相应，故收效速也。

四、电击伤后遗症（头痛、健忘）

【例 4】张某，男，47 岁，门诊病历号 132891。

初诊：1981年3月13日。1968年8月因被高压电击伤，晕倒不省人事约1分钟，身体有7处被灼伤，自此常感头痛喜忘，迄今未愈。曾多治无效，又服天麻，也毫无收效。近期症状为后头痛，胸腹满，早起恶心，喜忘，舌苔黄白，脉沉弦。

辨证属少阳阳明合病兼瘀血阻络。

处方：柴胡10g、半夏10g、黄芩10g、枳实10g、白芍10g、生姜10g、大枣4枚、桂枝10g、桃仁10g、丹皮10g、茯苓10g、大黄6g、炙甘草6g、生石膏45g。

服上药6剂，头痛，胸腹满减轻，继服上方10剂，4月23日因腿疼来诊，告之头痛、胸腹满、喜忘均已痊愈。

按：电击伤人，不但外伤皮肉，而且内伤气血，使气血凝滞。《伤寒论》曰："其人喜忘者，必有蓄血。所以然者，本有久瘀血，故令喜忘。"胸腹满，恶心，苔白黄为少阳阳明合病的主要表现。头痛有定处，又伴见喜忘，可知是瘀血无疑。桂枝茯苓丸与大柴胡汤合方加减治疗，方药对证。故12年痼疾仅治10余日即告痊愈。《伤寒论》有柴胡证"但见一证便是"之句，此例即属之。但必须有一定用方经验，才能有的放矢，投用大柴胡汤。

（原载于《中医药研究》，1987年03月）

第四节　黄汗刍议

黄汗是以汗出色黄而命名，首见于《金匮要略·水气病脉证并治》，是水气病五种类证的一种，原文论述共有五条，对黄汗的病因、病理、辨证治则作了概要说明。此证现代临床虽然少见，但仍有探讨的必要，今依据原文结合病例探讨如下。

一、病因病理

原文第 1 条说："病有风水，有皮水，有正水，有石水，有黄汗……"说明黄汗是水气病的一种，其病因是水湿之邪。水湿是怎样形成黄汗的呢？第 28 条说："汗出入水中浴，水从汗孔入得之。"说明了汗出表虚，而水湿之邪得以入侵，据之不去发为黄汗。不过黄汗之病并不仅由于此，相反非汗出入水中浴而患黄汗者更多，此句不过是举隅之论，不能作为定律。

如从本病的临床表现和用方选药的特点来分析，则更能深刻揭示其病因病理。原文第 29 条说："黄汗其脉沉迟……桂枝加黄芪汤主之。"脉沉迟说明正气不足，里有寒饮。桂枝加黄芪汤主治表虚，因此黄汗为正气不足之表虚证。原文第 10 条又说："脉得诸沉，当责有水。"说明脉沉主水湿。而水湿可致发黄汗、风水、历节、痹痛、痰饮、咳喘等多种病证。所以形成黄汗，是有其特定的条件的，这便是表虚湿侵盘踞于肌肤。湿性黏腻，久而不去，郁蒸为黄汗。若湿性就下，浸淫关节，则见"腰髋弛痛"，关节肿痛。外因表虚，则见"两胫自冷"；湿热上冲，则见"胸中痛""胸中窒""不能食""烦躁不得眠""腰以上有汗"；黄汗表虚、汗出津伤，则见"汗出而渴"；汗出表更虚，湿更乘虚而入，致使精虚邪胜，则见"汗出已反发热"，波及营血，日久则血枯液燥，则"久久身必甲错""发热不止者，必生恶疮"。总之，黄汗是正气不足于表，水湿郁蒸所致。

二、辨证论治

原文第 29 条说："黄汗之病，两胫自冷；假令发热，此属历节。"又说："黄汗之为病，身体肿，发热，汗出而渴，状如风水，汗沾衣，色正黄如柏汁。"这说明黄汗与历节、风水相似，但历节两胫发热，风水无汗出色黄，同时也阐明了三种水气病的辨证要点，在论治上也应有区别。如前所述，黄汗的病因病理是表虚湿邪盘踞于肌肤，故其治则应是固表祛湿，其治疗特点更反映在所应用方剂的方证关系上，如桂枝加黄芪汤证见："两胫自冷……汗出……发热……腰髋弛痛……身疼重、烦躁、小便不利。"黄芪芍桂苦酒汤证见："身体肿、发热汗出而渴……"可见两方证是以黄汗出、发热、身肿或痛三大证候为主。因表阳气虚，里寒湿盛，故不见口渴，其正治之法，应是调和营卫益气固表，为桂枝加黄芪汤的适应证候。以桂枝汤调和营卫，复加黄芪益气扶正固表，使正气足于内，气行则水行湿自去，卫气固于表，表固汗止则湿邪不复入，因而黄汗之证得以全解。但黄汗久不解，汗、热伤津，津液大伤，故出现"汗出而渴"的见证，其治疗不但要益气固表，又必用苦酸敛汗救液之品，为黄芪芍桂苦酒汤的适应证候，此即黄汗的变证和变治之方。当然变证还有许多，并非黄芪芍桂苦酒汤一方所能通治，应据证候辨证施治。

三、验案举例

【例1】韩某，女，41岁，哈尔滨人，以肝硬化来门诊求治。其爱人是西医，检查详尽，诊断肝硬化已确信无疑。其人面色黧黑，胸胁串痛，肝脾肿大，腰胯痛重，行动困难，必有人扶持，苔白腻，脉沉细，黄疸指数、胆红质皆无异常，皮肤、巩膜无黄染。曾经多年服中西药不效特来京求治。初因未注意黄汗，数予舒肝和血药不效。后见其衣领黄染，细问乃知其患病以来即不断汗出恶风，内衣每日更换，每日黄染，遂以调和营卫、益气固表以止汗祛黄为法，予桂技加黄芪汤治之：桂枝10g，白芍10g，炙甘草6g，生姜10g，大枣4枚（生），黄芪10g，嘱其温服之，并饮热稀粥，盖被取微汗。上药服三剂，汗出身痛减，服六剂汗止，能自己行走，继依证治肝病乃逐渐恢复健康，返回原籍。二年后特来告知仍如常人。

按：本例是肝硬化并见黄汗之证，黄汗不去，则肝病长期治疗不效，提示了仲景学说的"先表后里"治则的正确性、重要性。也提示医者必须掌握黄汗的证治。因本患者有汗出恶风、身痛身重等，为桂枝汤的适应证，故治疗以桂枝汤调和营卫。因表虚湿据，故加黄芪益气固表，使营卫协调，正气固于皮表，汗止湿消、黄汗自除，是为黄汗的正证和正治的方法。

【例2】李某，女，30岁，本市工人，因长期低烧来门诊治疗，屡经西医检查未见器质性病变，经服中药未效。证见口渴，出黄汗，恶风，虚极无力，下肢肿重，舌苔薄白，脉沉细，查黄疸指数正常，身体皮肤无黄染。此为黄汗表虚津伤甚者，拟黄芪芍桂苦酒汤：生黄芪15g，芍药10g，桂枝10g，米醋

30g，上药服六剂，诸证尽去。

按：黄汗因表虚汗出，汗出而津伤，但因津伤不重，又兼内有寒湿，故其正证不见口渴（如【例1】）。若病久汗出较多，津液大伤，则可见口渴。本例即属于此，故治疗重用黄芪益气固表，复以桂枝芍药调其营卫。用米醋敛汗救液，方药对证，使两年不愈之证，得以治愈。值得说明的是：经文有"此劳气也"，有的书认为是指虚劳之病（南京中医学院：《金匮要略译释》第426页），但从本例有"虚极无力"来看，是指黄汗的见证，由此可见结合临症才能正确理解仲景原文。

四、几个探讨的问题

1. 黄汗与风水属于水气病，皆有身肿或痛、发热汗出。至于两者的区别，有人认为"风水恶风，而黄汗不恶风少"，条文中虽有"不恶风者，小便通利，上焦有寒，其口多涎，此为黄汗"的语句，但有人认为"此为黄汗"四字是多余的（《金匮要略译释》第387页），因此黄汗有无恶风是个疑问。若从桂枝加黄芪汤和芪芍桂酒汤来分析，可知应有恶风之证。前述两则治验病例也都证明了这个问题，故黄汗与风水只是有无出黄汗之别。

2. 辨证施治，方证对应是仲景学说的精髓。黄汗因有汗出多有津伤，如汗出无口渴者，属桂枝加黄芪汤证，此虽有津伤，但以桂枝汤健胃生津，调和营卫，驱邪外出，其津自还，复以黄芪扶正固表，正气充足，营卫协调，黄汗亦愈。因此我们称桂枝加黄芪汤证是黄汗的正证，调和营卫，益气固表是黄汗的正治法，而桂枝加黄芪汤是黄汗正治的代表方。假如汗出而口渴者，津伤较重，这时需要重用益气固表和加入酸苦收涩的药物以止汗保津液。因此称芪芍桂酒汤之证为黄汗的变证，其治为变治之法，其方为变治之方。

3. 治验例1说明，肝病并见黄汗，不治愈黄汗，只治肝病，会导致长期不愈。此为黄汗不已，而津伤湿留，营卫不和，正气继损，故无论用什么方法治疗肝病都不能发挥效应。待治愈黄汗后，再以舒肝和血等法治疗肝病而取效。这就是仲景强调的先表后里，先外后内的原则。

4. 从治验两例可以看出，黄汗是汗出色黄而身不黄，黄疸指数、胆红素检查皆无异常，此与黄疸病显然不同，仲景将其列于水气病篇而不列于黄疸篇，

用意尤深。但今天看来黄汗究属何病？黄自何来？都有待进一步研讨。（冯世纶整理）

（原载于《北京中医杂志》1983 年第 4 期）

第五节　胡希恕老中医治疗肝炎经验

胡希恕老中医，在 20 世纪 60 年代治疗了较多的肝炎病人，积累了不少宝贵经验，现整理如下。

一、黄疸型肝炎

《伤寒论》谓发黄为瘀热在里，即湿热相瘀于里，不得外越之意。若热胜于湿，则为大便难的阳明证，古人谓阳黄；若湿胜于热，则为大便溏的太阴证，古人谓为阴黄。阳黄宜下，茵陈蒿汤、栀子大黄汤、大黄硝石汤等为治阳黄常用之良方。阴黄但利其小便，宜茵陈五苓散。不过以上诸方适证应用，虽能驱黄，但有的黄去则肝炎常迁延不愈。因肝喜疏泄而恶抑郁。肝病则气郁不疏，肝气久郁，则血脉凝滞而致血瘀，故令不愈，法宜驱黄中兼以疏肝，则黄去而肝炎亦治。临床常见的方证及治疗如下。

1.大柴胡茵陈蒿汤方证：发黄、胸胁苦满，呕逆微烦不欲食，大便干燥，小便黄赤，腹微胀满，苔腻或黄，脉弦滑数。

方药：柴胡 24g，半夏 12g，黄芩 10g，白芍 10g，枳实 10g，大黄 6g，栀子 10g，茵陈 18g，生姜 10g，大枣 4 枚。

加减法：若上证又见心中懊侬，发热者，上方再加豆豉 20g；若大便实、小便不通者，加黄柏 10g、硝石 12g。

2.柴胡茵陈五苓散方证：心烦喜呕、不欲饮食，小便不利，大便溏薄，苔白，脉弦细。

方药：柴胡 20g，党参 10g，半夏 12g，黄芩 10g，生姜 10g，茵陈 20g，猪苓 10g，茯苓 10g，苍术 10g，泽泻 10g，桂枝 6g，大枣 4 枚，炙甘草 6g。

按：急性黄疸型肝炎多属阳黄，尤以前一方证最为常见。虽有阴黄但以胃虚小便不利、大便溏薄为主的柴胡茵陈五苓散方证常见，而真正太阴虚寒下利者，则很少见。胡老认为：黄疸型肝炎，并发腹水者为难治。

二、无黄疸型肝炎

《灵枢·五邪》篇有"邪在肝，则两胁中痛，寒中，恶血在内，行善掣节，时脚肿。取之行间，以引胁下，补三里以温胃中，取血脉以散恶血，取耳间青脉以去其华"的记载，颇似对无黄疸肝炎的证治论述。胡老治肝炎，即宗其义，确有良验。胡老认为：前段是论其证，后段是论其治。肝肿大则胁中痛，肝区在右，本应右胁痛，剧则涉及于脾，故两胁中痛。寒中，即胃中寒，因肝病传脾，胃不和而有寒。恶血，即瘀血。恶血在内者，肝藏血而喜疏泄，肝病气郁，血液凝滞，因致恶血在内。行善掣节者，谓肢痿软，行动则觉关节牵掣不利，由气滞血瘀所致。时脚肿者，由于胃虚有寒，不能制水。取之行间，以引胁者，谓刺行间穴，用泻法以疏肝。补三里以温中者，谓刺三里穴，用补法以温胃中。取血脉以散恶血者，谓以针刺放血以散瘀血。取耳间青脉以去其华者，谓放耳间静脉血以治行则掣节。基于这种论述，则肝病之治，可归纳为三点：即疏肝、和胃、祛瘀。

基于以上论述，知肝之为病，则气郁而血瘀，治疗既宜疏肝又须祛瘀。胃为生之本，肝病每使胃不和，治宜和之，和者当重视其胃气，不可使胃气有伤。胃气衰者，病必不除，胃气败则死。因此疏肝，祛瘀、和胃三者，为治肝病之原则大法。不过胡老特别强调：具体证治，还须细辨方证，他一再指出："方证者，方药的适应证，此本出自仲景书，为用经方的准则。例如柴胡方证均有疏肝作用，然各有一定的适应证，用得其反，不但无效，而且有害。"无黄疸型肝炎的证治，有着很多相对应的方证，临床必须细辨。常见的方证有以下几个：

1. 柴胡桂姜汤合当归芍药散方证：胸满胁痛，渴而不呕，身倦乏力，下肢痿软，或肩背痛，或腰痛，或头晕，大便常干，苔白，脉弦细。

药用：柴胡 24g，黄芩 10g，花粉 12g，牡蛎 10g，桂枝 10g，干姜 6g，白芍 18g，当归 10g，川芎 10g，丹参 30g，茯苓 12g，苍术 10g，泽泻 18g，炙甘草 10g，茵陈 20g。

加减法：若上证见肝区痛剧者，加王不留行 10g；口舌干燥而烦渴不已者，加生石膏 45g；肝功能已正常，而证犹不了了者，上方去丹参、茵陈。

2. 柴胡当归芍药茯苓饮方证：胸胁苦满，心下逆满，恶心，噫气，甚则吞酸、胃痛、不能食，大便时溏，苔白腻，脉弦细。

药用：柴胡 24g，党参 10g，半夏 12g，黄芩 10g，枳实 10g，陈皮 30g，生姜 10g，白芍 18g，当归 10g，川芎 10g，茯苓 12g，苍术 10g，泽泻 18g，丹参 30g，茵陈 18g，大枣 4 枚炙，甘草 10g。

加减法：同上方。

3. 柴胡丹参茵陈甘草汤方证：食欲不佳，无明显不适，但肝功能不正常。小儿肝炎多见本证。

药用：柴胡 24g，党参 10g，半夏 12g，黄芩 10g，丹参 30g，茵陈 20g，生姜 10g，大枣 4 枚，炙甘草 10g。

4. 四逆散合当归芍药散方证：胸胁及心下满，时有眩悸，肝区隐隐痛，不呕不渴，腹胀或痛，小便不利而大便溏，苔薄白，脉弦。

药用：柴胡 12g，枳实 12g，白芍 18g，当归 10g，川芎 10g，茯苓 12g，苍术 10g，泽泻 18g，炙甘草 10g。

加减法：肝区痛加王不留行 10g；肝功能不正常加丹参 30g，茵陈 20g。

5. 大柴胡汤合桂枝茯苓丸方证：胸胁苦满，心下急，微烦欲呕，肝区痛剧，GPT 偏高，舌苔黄，大便干燥。

药用：柴胡 24g，半夏 12g，黄芩 10g，枳实 10g，白芍 10g，桂枝 10g，桃仁 10g，丹皮 10g，茯苓 10g，生姜 10g，大枣 4 枚，茵陈 18g。

三、典型病例

【例1】伊某，女，26 岁，病历号 4216。

自 1976 年 4 月起肝功一直不正常：TTT8 单位，TFT（＋），GPT766 单位，HBsAg 1∶32。症见：下肢酸软，右胁疼痛，恶心嗳气，纳差，夜间肠鸣，月经前期，苔薄微黄，脉弦细。证属肝郁血虚兼停饮，治以舒肝和血化饮，与柴胡桂枝干姜汤合当归芍药散加减：柴胡 18g，黄芩 10g，天花粉 12g，生牡蛎 10g，干姜 6g，白芍 9g，丹参 30g，茵陈 24g，茯苓 15g，苍术 9g，炙甘草 9g。

上方加减服用二月，12 月 17 日查肝功正常，HBsAg 1：16。

【例2】王某，男，25 岁，病历号 3343。

患者腹胀，低热，纳差，乏力，头晕，便溏，尿黄，舌质红，苔薄白，巩膜轻度黄染，脉弦数，形体消瘦，腹部膨隆，腹水征（＋），下肢可凹性浮肿（＋＋），实验室检查：GPT 大于 600 单位，TTT17 单位，TFT（＋），HBsAg 1：32。蛋白电泳：白蛋白 46.4%，$\alpha_1$3.48%，$\alpha_2$8.7%，β 14.9%，γ 26.7%。腹腔穿刺见淡黄色腹水。证属肝气郁结，湿热内蕴，药用：柴胡 12g，半夏 10g，黄芩 10g，枳实 10g，白芍 10g，生姜 10g，大枣 4 枚，木防己 10g，椒目 10g，大黄 6g，葶苈子 10g。

上方加减治疗五月余，诸证消失。查肝功正常，HBsAg1：16，蛋白电泳：白蛋白 65%，$a_1$4.6%，$a_2$6.1%，β 9.5%，γ 15%。

（原载于《北京中医杂志》1986 年第 4 期）

第六节　慢性肾炎如何辨治

慢性肾小球肾炎简称慢性肾炎，临床以水肿、蛋白尿、血尿、管型尿、高血压等为常见症状。根据病理诊断可分为系膜增殖性肾炎、膜性肾病、膜增殖性肾炎、局灶性肾小球硬化及硬化性肾小球肾炎等。我国以系膜增殖性肾炎最多见。本病多发于青壮年，也可见于其他年龄。病情多长年迁延不愈，多伴有肾功能减退或发展为肾功能衰竭、尿毒症，预后较差，宜早期诊治。中医治疗本病有一定特长，并不是一方专治，而是根据不同时期、不同症状用不同方药。

一、外邪里饮表证实，祛邪利水炎可消

有关中医治疗慢性肾炎的研究报道很多，全国性学术会议也多次召开，普遍认为，该病多属"正虚邪实，脾肾损伤为主"，可惜治疗上多重于补虚，略于祛邪。其实该病在古代即是常见病，古代医家已积累了宝贵经验，最重视祛邪治疗。如《金匮要略·水气病脉证并治》记载："里水者，一身面目黄肿，其脉沉，小便不利，故令病水……越婢加术汤主之。"慢性肾炎最常出现面目及周身浮肿，小便不利，脉浮、口不渴或脉沉、口渴等症。辨证当为表邪实而里饮盛，为越婢加术汤的适应证，药用：麻黄18g，生姜12g，大枣4枚，炙甘草6g，苍术18g。本方适证应用，不但能改善临床症状，且能消除尿蛋白、改善肾功能，且不可视药味少、药平淡而妄加药味、药量，画蛇添足。但如咳嗽、咽痛明显者，可加杏仁、桔梗、半夏等；尿血者，可加白茅根、阿胶、生地黄炭等，有是证，用是方，经方之旨也。又病不论长久、冬夏春秋，皆可出现外邪实于表，内饮盛于里之证，治当解表利水祛邪为务，且不可过早用补，闭门留寇。

二、外邪里饮表气虚，固表利水治当时

慢性肾炎不论新久，又可常见四肢浮肿，下肢为重，自感身重，汗出恶风。此也为外邪里饮之证，但表气已虚，故治疗以固表利水为法，宜用防己黄芪汤，药用：防己12g，生黄芪15g，苍术12g，生姜10g，炙甘草6g，大枣4枚。有报道黄芪可消尿蛋白，这里的生黄芪是用于固表，与他药配伍旨在利水祛邪实，无表虚者当慎用之。如身疼、肢冷明显者，可加茯苓、附子等。

三、血虚水盛病厥阴，养血利水正能康

当慢性肾炎浮肿不甚，而见乏力，腰背、胸胁酸痛，头晕心悸，咽干心烦，眠差多梦等症，此表里邪不明显，而现半表半里阴证，即为厥阴病兼见血虚水盛，治以温阳化饮，和解厥阴，养血利水，为柴胡桂枝干姜汤合当归

芍药散的适应证。药用：柴胡 12g，黄芩 10g，天花粉 12g，生牡蛎 15g，生龙骨 15g，桂枝 10g，干姜 6g，当归 10g，白芍 10g，川芎 6g，泽泻 12g，茯苓 12g，炙甘草 6g。如畏寒、肢冷、小便不利者，可加仙灵脾、川附子、益智仁等。

四、肾炎面容有特征，阳虚水泛是大宗

不论急性还是慢性肾炎，常可看到其特殊的面容，即皮肤萎黄，既不是贫血，又不是黄疸，一望便知这是肾炎面容。中医重视望诊，在古代已有记载，如《金匮要略·水气病脉证并治》有"里水者，一身面目黄肿"，正是形容肾炎患者的面部、周身皮肤萎黄而同时浮肿的样子。可惜西晋王叔和把"黄"改为"洪"，后人又有不少附和者，造成后学费解、误解。其实临证者经常看到肾炎面容，如排除贫血证，再加问诊、检查，便可诊断为慢性肾炎。值得注意的是，这里的黄肿并不同于黄疸证之多是湿热，而是并见于虚、实、寒、热之证，如前之外邪里饮表实证、外邪里饮表虚证、血虚水盛少阳证等，更多见于慢性肾炎病久、四肢浮肿、畏寒肢冷、神疲乏力、腰膝酸软、少腹不仁等症，即呈阳虚水泛之证，治疗则应温阳化饮，宜用金匮肾气丸加减。

以上是慢性肾炎常见的方证及治疗大法。该病临床表现虚实夹杂，复杂多变。因正虚易受外邪，症状也就多变，治疗也必随之而改变。如因外感而出现鼻塞、头疼、身重时，则宜用大青龙汤；如外感出现咽疼、口苦、纳差、心下痞等症，则宜小柴胡汤加生石膏、桔梗；如出现尿急、尿频、口渴等症，则宜用猪苓汤。随证治之，不能仅守一方。又慢性肾炎多有肾功能不全，用药应尽量减轻肾脏负担。治疗本病辨证要准，用药要精，多余的药不论是攻还是补，对肾功能都是不利的。

（原载于《中国医药学报》2004 年第 19 卷第 6 期）

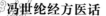

第七节 如何诊治慢性前列腺炎

慢性前列腺炎是指前列腺非特异性感染所致的慢性炎症，是20—40岁青壮年常见病。本病起病缓慢，病情反复发作，常缠绵难愈，西医的诊断易于明确，但病因病机尚不清楚，目前治疗缺乏有效药物和方法，中医通过辨证论治有较好的疗效。

一、病因病机证中求，辨证论治当细究

有关慢性前列腺炎的中医研究已有不少论著和报道，对本病的病因病机也有不少探讨，给临床医师提供了宝贵经验，但应当注意的是，有的论述过于主观、武断，如认为"中医学认为慢性前列腺炎，多由思欲过度、房事失节或湿热蕴于精室所致"，与临床所见差之甚远。慢性前列腺炎是青壮年常见病多发病，多与久坐、疲劳、汗出受凉、饮酒等多种因素有关。中医辨证不是从病因病机推理，而是分析临床症状得出辨证，从所辨之证方可得出病因病机。对前列腺炎的辨证，不但要看前列腺炎的局部症状，而且更要看全身的症状，方能得出准确的辨证，也就明确了具体的病因病机，继而仔细辨具体方证，则疗效多能令人满意。

二、病久腰痛非肾虚，外寒内饮常有时

慢性前列腺炎临床常见症状：小便不利，或尿频、尿急，或尿不尽，会阴不适，腰痛或身疼，口中和或口干不思饮，或饮水后胃脘不适，甚则呕吐等。在辨证过程中，如囿于"腰为肾府"之句，责之于肾虚，用肾气丸、六味地黄丸等补之，必使病情缠绵加重。其实此是外寒内饮之证，在解表的同时予以化饮，使表解饮去，局部症状和整体症状自然好转。如仔细辨证，此为五苓散方

证，药用：桂枝 6g，茯苓 10g，泽泻 15g，白术 10g，猪苓 10g。该方解表化饮多能显效。如尿道溢液、滴白（前列腺液滴出）者，加生薏苡仁 15g，川萆薢 10g；会阴坠胀者，加乌药 6g；乏力、腰痛明显者，加仙灵脾 12g。

三、津血虚而水湿盛，淡渗益血慎苦寒

慢性前列腺炎病久又常见小便不利、尿道灼热或涩痛、口干思饮、心烦失眠等症，此证乍看是湿热下注，或肾阴虚相火旺，动用黄柏、苦参、木通等苦寒药物以清热利湿，又加知母、地黄等药补肾，则必致阳气、津血伤而湿饮更盛。此证本是病久津血阴液虚而水湿盛，治疗唯有用甘淡渗湿、养血生津之法，才能使邪去正复。本证多见猪苓汤证，适证应用多有良效。药用：猪苓 10g，茯苓 15g，泽泻 10g，阿胶 10g，滑石 12g。小便涩痛者加当归 10g、赤小豆 15g；热痛明显者加大黄 3g；会阴、睾丸坠胀者加乌药 6g、小茴香 10g；尿道溢液者加生薏苡仁 15g、川萆薢 10g；尿频者加桑螵蛸 10g。

四、少腹隐痛炎症轻，温中化饮建奇功

慢性前列腺炎患者有轻有重，临床症状有多有少，同一个患者也有时轻有时重，有时症状多，有时症状少。如来诊患者只见少腹拘紧，或会阴隐痛，而不见小便不利等症，此为里寒饮停，是小建中汤的适应证，着重温中化饮，药用：桂枝 10g，白芍 18g，炙甘草 6g，大枣 4 枚，生姜 10g，饴糖 45g。可适证加乌药、川楝子、小茴香、五灵脂、吴茱萸等。

五、梦遗早泄补泻难瘳，调营利湿敛神能平

遗精、早泄是慢性前列腺炎多见的并发症，但有不少患者，尤其是青年患者并不知道自己有慢性前列腺炎，常因遗精、早泄难于启齿就医而自购补肾药补之不效，又买龙胆泻肝丸泻之而症益甚，心更恐惧，不得已来求医，经检查、解释方有所悟。审其证可见小便不利，尿不尽，尿后或大便时尿道有蛋清样黏液溢出，时伴见心悸、盗汗、眠差等。此为营卫不和，外寒内饮之证，

病久精血虚而水饮盛，湿郁而上扰致神明不安。治当调和营卫、益精养血兼以化饮敛神为法，为桂枝加龙骨牡蛎合猪苓汤的适应证，药用：桂枝 10g，白芍 10g，生姜 10g，大枣 4 枚，白薇 12g，炙甘草 6g，生龙骨 15g，生牡蛎 15g，川附子 6g，猪苓 10g，茯苓 15g，阿胶 10g，泽泻 10g，滑石 12g。其盗汗明显者加酸枣仁 15g；尿浊者加生薏苡仁 15g，川草薢 15g；尿痛者加大黄 3g，或赤小豆 15g，当归 6g。

以上所述仅是慢性前列腺炎常见证治，并非前列腺炎所有证治，临床还时遇肾虚寒的肾气丸证、血虚水盛的当归芍药散证、湿热下注的八正散证、上热下寒的甘草泻心汤证等，有是证用是方，做到方药对证，慢性前列腺炎多能痊愈。

（原载于《中国医药学报》2002 年第 17 卷第 1 期）

第八节　哮喘证治一得

中医所说的哮喘，是指临床上的一个症状。其发病病机总为痰阻气机，肺气不降。其多系西医的支气管哮喘和喘息性支气管炎，其次见于心源性哮喘、支气管扩张等。

据临床观察，患冠心病、支气管哮喘的病人常见口唇发绀、舌质紫暗、爪甲青紫等瘀血症状，经用活血化瘀的方药治疗后确有良效，因此可以认为，哮喘的主要病因病机是痰饮和瘀血，皆属里实，治宜通导之剂，认识到这一病因病理，对于指导辨证治疗是有重要意义的。兹举几个典型病例以证之。

【例 1】许某，女，30 岁，家庭妇女，住院病历号 3965。

初诊：1966 年 6 月 29 日。哮喘 10 余年，每冬病剧。近两年更甚，今年春节后，病情逐渐加重，至今未缓解而住院治疗。西医诊断为：喘息性支气管炎合并肺气肿（继发早期冠心病？）。住院后曾服苏子降气汤合定喘汤、桑杏汤等加减治疗不效。自 6 月 19 日至 6 月 29 日加服蛤蚧尾、西洋参病情反加重。据其喘息抬肩、喉中发痒、心悸气短、不得平卧、语言无力、汗出淋漓、吐黄白痰，面部潮红，形体疲倦，饮食减少，头痛，心情抑郁，时常泣下，苔薄白腻，脉细微数，诊为痰饮瘀血，用大柴胡汤合核桃承气汤方加减：柴胡12g，半夏10g，黄芩10g，白芍10g，枳实10g，大黄6g，生姜6g，大枣3g，桃仁10g，牡丹皮10g，炙甘草6g，生石膏45g，冬瓜子10g。

服一剂，喘即小平，汗大减，已能平卧，因早晨头痛明显，故上方去冬瓜子加桂枝10g、生姜24g。服一剂后精神转佳，能慢步行走，自理生活，面部潮红略减。继以前方加减治疗一周，一周后病情稳定，纳食增加。唯早晨气短，带药回家调养。

【例2】康某，男，36岁，中学教师，门诊病历号143153。

初诊：1964年4月29日。因吃青辣椒诱发哮喘病已3年，始终未离西药氨茶碱等，来京请中医治疗七个多月，病情有增无减。诸医皆以肺肾两虚而辨，方药大多用温补滋养一类。据其胸闷腹胀满，昼轻夜重，夜则倚息不得卧，舌质如常，两肺听诊未闻哮鸣音（刚服过氨茶碱），此症无咳痰，并非寒喘，因其主症是胸胁苦满，心悸而烦，大便秘结，昼轻夜重，断为瘀血在胁下，治以大柴胡汤合桂枝茯苓丸加减：柴胡12g，黄芩10g，生姜10g，枳实10g，生甘草6g，白芍10g，大枣4枚，大黄6g，桂枝10g，桃仁10g，茯苓10g。

服二剂后，自觉症状减轻，服第三剂时，大便通畅、喘平，胸腹胀满，心悸心烦均已。并停服西药氨茶碱。仍口干，原方加生石膏45g，服一周后病情稳定，回原籍调养，追访三年未见复发。

【例3】王某，女，53岁，中学教师，门诊病历号11188。

初诊：1978年11月24日。1976年夏天因闻敌敌畏后患哮喘，经治疗两个多月缓解。今年8月又因闻敌敌畏引发哮喘，曾两次住院治疗，用抗生素、激素等，症状暂时缓解，出院后不久又复发。常服西药扑尔敏、氨茶碱等，效不明显。现症为气喘胸闷，每日必须服氨茶碱，紫花杜鹃片。痰白、量多，咳则遗尿，口干苦，思饮，大便正常，苔白根厚腻，脉见细弦，右寸浮。端坐时呼吸尚静，但喉中有痰声，胸平坦，心率96次/分，血压150/100mmHg，两肺满布哮鸣音。西医诊断为支气管哮喘合并慢性支气管炎。

中医辨证为痰热夹瘀，治疗以大柴胡汤合桂枝茯苓丸加减：柴胡12g，黄芩10g，半夏15g，陈皮15g，枳壳15g，白芍10g，大黄4g，干姜3g，桂枝

6g，桃仁 10g，大枣 5 枚，茯苓 12g。

服一剂咳减，服第二剂痰消，遗尿已，喘不明显，上二楼亦不感喘。但每日仍服氨茶碱三片。心下堵闷感消，仍口苦咽干，思饮、身冷，纳差，大便每日 2—4 行，苔白，脉弦细，右寸浮，端坐位听诊两肺未闻哮喘音，但卧位可闻，血压 150/100mmHg，上方加焦三仙各 10g，服一周，喘平。半年后追访，自我感觉良好，与学生一起跑步也不引发喘证。两肺听诊（－），卧位未闻哮喘音，血压 104/100mmHg。

按： 一般认为，支气管哮喘约半数病人有轻度或中度嗜酸性粒细胞升高，反映了机体的过敏状态。嗜酸性粒细胞中度升高，又有明显的过敏反应，可以说是过敏所致的哮喘。经用抗过敏中西药物未见效，改用大柴胡汤合桂枝茯苓丸加减收效甚速，不但喘平，而且嗜酸性粒细胞恢复正常。

哮喘以里实者多见，有人曾观察过，对哮喘患者，除了给服对证的方药外，同时采用了控制饮食、通便等方法以消里实，使临床治愈率从 20%—30% 提高至 70%—80%，也说明哮喘里实者居多。笔者认为，除了里实之外，还有瘀血，因其皆有胸胁满闷，故均用大柴胡汤合祛痰之剂。笔者体会到，此类方剂治疗瘀血里实之哮喘，其攻邪既速，且无伤正之弊。

（原载于《中医药研究杂志》1985 年第 1 期）

第九节　治疗男性不育的体会

男性不育临床并非少见，笔者治愈数例，今结合临床谈一点体会。

一、补肾益精是重要的一法

【例1】冯某，男，26 岁，农民。

结婚后五年不育，其妻子经检查未见异常。患者查三次精液，皆未见精子。性生活正常，常易感头晕、心慌、耳鸣、自汗、腰酸乏力。苔薄白，舌尖略红，脉沉细。证属肾虚精亏，治以补肾益精法，处方：覆盆子 90g，菟丝子 90g，枸杞子 60g，车前子 30g，五味子 60g，韭菜子 30g，狗脊 60g，沙苑子 30g，山药 60g，生龙骨 60g，生牡蛎 g，蛇床子 30g，肉苁蓉 60g。上药研细面，水泛为丸如绿豆大，每服 6g，早晚开水送服，经服半年，其妻怀孕生子。

按：《诸病源候论》曰："男子脉得微弱而涩为无子，精气冷也。"此患者性功能正常，但肾虚症状明显，又经三次检查未见精子，当属精冷之证，故以补肾益精之五子衍宗丸服之果得其子，此方种子衍嗣确应研究。

二、有病祛邪为要

【例 2】耿某，男，36 岁。

婚后 10 年不育，第一次结婚 6 年未育，第二次结婚 3 年不育，经检查为左侧副睾结核，服抗结核药一年多不效。患者体健魁梧，面色红润，唯头发黑白兼半。无特殊不适，唯有时自觉口苦咽干，胸闷太息，苔白根厚，脉细弦，左侧睾丸上方有蚕豆大肿块，质硬，据证知痰结少阳，治以和解少阳，软坚化痰。处方：柴胡 12g，黄芩 10g，党参 10g，半夏 12g，大枣 4 枚，生姜 10g，夏枯草 15g，海藻 15g，百部 10g，生牡蛎 15g，炙甘草 3g。

上药做汤剂服两月，胸闷口苦已不明显，但副睾肿块变化不大，改服内消丸（吴茱萸、山茱萸、马兰花、陈皮、白蒺藜、桃仁、川楝子、黑丑、牡蛎、肉桂、小茴香、青皮各 15g，硼砂 10g，共研细面，用夏枯草膏 150g 合成丸药，如绿豆大，每次服 30 粒，一日三次，空心白水下）两个月，肿块变小变软，六个月后已摸不清楚，八个月后告知，其妻已怀孕，后连生二女皆体健。

按：中医谓"有形之结核多为痰核"。《外经微言》云："痰多者，湿多也。湿多则精不纯。""痰多者，消其痰。"故治疗以和解少阳，软坚化痰治之，痰消气和，恢复了正常生理，故自然能育。

三、后天之本不可忽视

【例 3】贾某，男，40 岁，工人。

婚后 4 年不育，查精子计数 0.4 亿 /mL，活动精子数占总数 40%，活动力降低，曾服全鹿丸等不效。5 年前曾诊断为浅表性胃炎，胃脘部常疼痛，食后胀满、纳差、乏力、大便溏，一日 1—2 次，面色苍白，血色素 8.9g，苔薄白，舌淡红，脉沉细。证属气虚血弱，血不养精，治以补中益气，养血生精：生黄芪 12g，党参 10g，陈皮 10g，白术 10g，木香 10g，桂枝 10g，白芍 15g，炙甘草 6g，生姜 10g，大枣 4 枚，当归 10g，菟丝子 15g。上药服 6 剂，纳增，乏力好转。又服 6 剂，胃脘痛已不明显。继续加减服用，6 个月其妻已孕。

按：此案之病不在肾而在脾胃。精藏于肾，实生于谷，而谷纳化于脾胃，故脾胃化源旺盛，精自充足，自然能育。是以求嗣者，不可专补肾，而尤应重视培补后天之本。

四、求嗣当知节欲

【例 4】郭某，男，30 岁，工人。

婚后 3 年不育，夫妻双方检查皆未见异常。因求子心切，到处觅方，皆未如愿。问其生活习惯，无特殊嗜好，唯房事较频，故嘱其只在排卵期同房，同时服补肾益精之药，处方：覆盆子 60g，菟丝子 60g，枸杞子 50 g，五味子 30g，车前子 50g，蛇床子 50g，女贞子 60g，肉苁蓉 60g，韭菜子 30g，生龙骨 60g，生牡蛎 60g，生山药 60g，紫河车 60g。上药研细面，水泛为丸，如绿豆大，每服 5g，早晚白水送服。一年后来送喜糖，告知遵医嘱行房及服药，三月后爱人即怀孕，现其子已满月特来道谢。

按：古人求嗣，强调清心寡欲、保精，此例即遵此而得育。《石室秘录》说："男子不生子，有六病……一精寒也，一气衰也，一痰多也，一相火盛也，一精少也，一气郁也。"此患属"精少"之证。所请"精少"，不只是指精液少、精子少，而是指肾的精气少。其说明不育的原因不只限于精子的计数、活动率等，尚有其他原因，值得进一步探讨。

体会：中医认为生育的机能主要在肾，肾气旺则能育，肾气衰则不能育，故补肾益精是主要的方法。五子衍宗丸是有效的方药。但"肾者主水，受五脏六腑之精而藏之，故五脏盛乃能泻"，与五脏六腑有着密切的关系，故其他脏有病也能导致不育。古代治不育证有十二法，是说临证贵在慎思参变，进行辨证论治，切莫以一法一药应万变之病。又中医中药治疗精液检查正常而不育者，也正是说明了中医治疗不育的特点，这种种玉兰田、毓麟兰室的奥妙，值得进一步研究和发扬光大。

（原载于《中医药研究》，1987（04）：32–33.）

第十节　《伤寒杂病论》对美容的贡献

内服药对于美容有着重大意义，我国在汉代已积累了丰富的经验，通过临床体悟，再仔细阅读《伤寒论》原文，翻阅历史文献，深知其美容方面有重大贡献，今举其一二，冀与同道共同研讨。

一、皮肤美容

【例1】陈某，男，45岁。

初诊：1966年3月4日。1963年患慢性肝炎，经治疗好转，但近半年来面生蝴蝶斑，头面及全身皮肤变黑，经查血A/G=1∶1，余项正常，现症见：心下堵烦，纳差，恶心，厌油，胸闷，右胁刺痛，溲黄，苔白厚，脉弦细。证属三阳湿瘀阻滞，治以和解三阳，利湿祛瘀，与小柴胡合茵陈五苓散：柴胡12g，党参10g，天花粉24g，生姜12g，大枣4枚，桂枝10g，茯苓12g，泽泻12g，猪苓10g，苍术10g，茵陈30g，炙甘草6g。

结果：上方服半月，胁痛已，溲黄、目黄已不明显，仍乏力，厌食油腻，腹胀。前方去党参、黄芩、天花粉、大枣，加枳实、赤芍、桃仁、当归、赤小豆。并加服大黄䗪虫丸，1日1丸。服二月，蝴蝶斑退、皮肤色黑退。

按：蝴蝶斑、色素沉着与内分泌紊乱有关，本例是由于肝炎引起的皮肤色素沉着、变黑，中医称"黑疸"，只用外敷是无济于事的，必须内治改善内分泌功能，才能使皮肤恢复健康。本例治肝并据证加用活血、补血、祛瘀药，而使皮肤恢复正常。《金匮要略·血痹虚劳病脉证并治》第18条："五劳虚极羸瘦，腹满不能饮食，食伤、忧伤、房室伤、饥伤、劳伤、经络荣卫气伤，内有干血，肌肤甲错，两目暗黑，缓中补虚，大黄䗪虫丸主之。"这里提示了活血化瘀可使皮肤恢复健康，说明在汉代，我们的祖先已经积累了皮肤美容的方法、方药。笔者又曾用大柴胡合抵当汤或四逆散合桂茯苓丸治疗紫癜症、扁平苔藓，疗效满意。

二、除痤美容

【例2】陈某，男，25岁，首都机场工人。

初诊：1967年3月1日，多年面部痤疮，时轻时重，并常发咽部溃疡，或左或右，曾去北医、协和久治不愈，有时腹胀，大便或干或溏，舌苔白，根腻，脉弦细。予甘草泻心汤加味：炙甘草12g，半夏12g，黄芩10g，干姜10g，党参10g，大枣4枚，黄连6g，生地黄30g，生石膏45g。

结果：上药服1周，咽痛已，1月后痤疮渐减，3月后消。

按：痤疮是一种好发于青少年面、胸、背部毛囊、皮脂腺的慢性炎症皮肤病，严重影响美观。我国历代中医积累了许多外治和内治方法、方药，值得探讨。本例是常见症之一，为上热下寒之证，以辛开苦降法用甘草泻心汤加味治疗取效，说明《伤寒论》已在这方面积累了有效经验。

三、减肥

【例3】林某，男，40岁，工人。

初诊：1995年9月20日，身高1.68米，体重83kg，确诊为肥胖症、高脂血症，服西药及减肥中药多月未效。近1月来，日趋肥胖，体重增至93kg。自觉全身皮肤有绷紧感，身倦，神疲，嗜睡，口淡时苦，涎多，呕恶嗳气，纳增便软，肠鸣矢气，脉缓，舌淡，苔白腻。腹诊：心下痞硬，按之微微不适，大腹便便，按之松软。予半夏泻心汤加味：半夏20g，黄芩10g，党参10g，荷叶10g，黄连3g，大枣3枚，炙甘草3g，干姜30g。每日1剂。

结果：共服15剂，体重下降3.5kg，自觉症状好转，继服2月，体重降为

75kg，血脂正常，随访 2 年，一切正常。

按： 中医认为肥人多痰、多气虚。又据舌苔白腻、心下痞满，属《金匮要略·呕吐哕下利病脉证治》"呕而肠鸣，心下痞者，半夏泻心汤主之"之证，用其加减，因方药对证，故疗效明显，说明《伤寒论》已积累了减肥美容经验。

四、肢体美容

【例4】患者，男，13 岁，学生。

初诊：1987 年 12 月 15 日。自 1984 年冬玩雪后冻伤双手，双手起疱，破溃后经治疗疮面收口，但手背仍肿胀不消，皮肤发黑、发凉，每年入冬即发冻疮，屡医无效。今年入冬以来肿热加重，触之冰凉，舌质淡，脉沉而细。辨证：本为血虚之体，复感寒邪，血为寒滞不荣四末，治宜温经散寒，养血通络，方用当归四逆汤：当归 9g，桂枝 6g，白芍 9g，细辛 3g，木通 6g，炙甘草 6g，大枣 6g。同时用上方倍量煎汤熏洗患部，用布敷上，勿使汤气外泄，待汤稍凉后将双手浸入盆中，约浸 30 分钟，每天 1—2 次，连用三天而愈，至今未再复发。

按：《伤寒论》第 351 条云：手足厥寒，脉细欲绝者，当归四逆汤主之。仅寥寥数语，点名脉细由阳弱血少所致，由于虚不能荣于脉中，不能温养四末，加之血虚之体易受寒袭，则易发冻疮，故冻疮素有手足不温之证，知为荣血内弱，用当归四逆汤内服以养血通络；疮在手背受寒而发，是为寒凝，复用本方熏蒸浸泡，是以温经散寒，内外夹攻，使血充寒散故效捷。冻疮是影响肢体美容之一，用当归芍药散治疗冻疮屡有报道。

五、美甲

【例5】王某，男，52 岁。

初诊：2003 年 3 月 13 日。2 年来双手指皮肤起茧、剥脱，右小鱼际溃破、皲裂，拇、食指甲增厚。曾内服中药治疗二月效不明显。嘱其用外治法：苦参 60g，蛇床子 30g，百部 30g，枯矾 30g。煎汤适温浸双手，每日早中晚一次，每次浸泡 30 分钟。

结果：一周后皲裂减轻，溃破处收口，一月后茧消，半年后指甲变薄，甲色光亮。

按：手足皮肤皲裂、起茧，指、趾甲变厚，大多是真菌感染引起。《金匮要略·妇人杂病脉证并治》第20条："妇人阴寒，温阴中坐药，蛇床子散主之。"《金匮要略·百合狐惑阴阳毒脉证治》第11条："蚀于下部则咽干，苦参汤主之。"《金匮要略·中风历节病脉证并治》第12条："矾石汤，治脚气冲心。"由以上条文可知，苦参、蛇床子、矾石有抗真菌作用，临床用其加减治疗手足、阴部等病变，疗效可靠，尤在美肤美甲上疗效突出。

六、美发

【例6】 曹某，男，35岁。

初诊：2003年3月23日。因患慢性前列腺炎来诊，症见尿频、尿急、尿不尽、尿道溢液（滑精）、早泄、盗汗、腰痛等，据证予二加龙骨牡蛎汤：桂枝10g，白芍10g，白薇12g，炙甘草6g，大枣4枚，川附子10g，生龙骨15g，生牡蛎15g，芡实12g，阿胶珠10g，车前子15g，韭菜子10g。

结果：上方加减治疗2月，尿频、尿急、腰痛等好转，早泄已好转，并告知头发变黑、脱发减少，惊喜意外之收获。

按：《金匮要略·血痹虚劳病脉证并治》第8条："夫失精家，少腹弦急，阴头寒，目眩发落，脉极虚芤迟，为清谷、亡血、失精。脉得诸芤动微紧，男子失精，女子梦交，桂枝加龙骨牡蛎汤主之。"记载了治疗脱发的方证，其特点是精血虚，荣卫失和而致，故重在调和荣卫，益精养血而发黑、发容。

总之，《伤寒论》中有不少有关皮肤、肢体、毛发等美容的经验，它不但提供了许多有效的方药，不仅重视外治，同时更重视内治，而且也启示了理论指导，如活血化瘀、辛开苦降、益气化痰、软坚散结等法在美容上的重大贡献，值得进一步探讨。

（原载于《中华中医药杂志》2005年）

第十一节　经方治疗面部痤疮

痤疮是毛囊皮脂腺单位的一种慢性炎性皮肤病，临床表现以好发于面部的粉刺、丘疹、脓疱、结节等多形性皮损为特点。痤疮的发生主要与皮脂分泌过多、毛囊皮脂腺导管堵塞、细菌感染和炎性反应等因素密切相关。根据青少年易发病、皮损分布于颜面和胸背部，以白头、黑头粉刺、炎性丘疹、脓疱等多形性皮损为主要表现等特点，临床易于诊断，通常不需要做其他检查。有时需要与酒渣鼻、颜面播散性粟粒性狼疮、皮脂腺瘤等鉴别。

一、两大理论体系对痤疮的认识

中医自古存在两大医药学理论体系，发展至现代分为时方和经方两大理论体系。

时方，是由以《内经》为代表的医经发展而来的。时方认识痤疮是以病因辨证为主，认为其基本病机是素体阳热偏盛，加上青春期生理机能旺盛，营血日渐偏热，血热外壅，气血瘀滞，蕴阻肌肤，分为肺经风热证、脾胃湿热证、肝气郁结证、肝肾阴虚证。

而经方是以《伤寒论》为代表的理论体系，是以八纲、六经治病的医药学理论体系。经方认识痤疮是以症状反应来辨证论治的。经方治疗痤疮不是注重病因，而是注重于症状反应，认为面部的痤疮病灶在面部、皮肤，但其病情有表里、寒热、虚实、阴阳的不同，是八纲、六经症状概念的不同。所以治疗用六经来分证论治，就是根据伴随的全身症状，先辨六经，继辨方证，辨方证时结合病因辨证，这样做到方证对应而治愈痤疮。

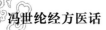

二、常见方证举案

1. 薏苡附子败酱合赤豆当归散方证

患者，女，28岁。初诊：2013年11月28日，自诉面部痤疮2个月，以前额及口周为著，伴见脱发，尿频，口干多饮，月经量少，多血块，苔白，脉细。曾经治疗不效。此病证辨六经为阳明太阴合病，辨方证为薏苡败酱加赤豆当归汤证，处方：生薏苡仁30g，败酱草30g，赤小豆15g，当归10g，桔梗10g，甘草6g，苍术10g，生地黄炭15g。7剂，水煎服，日1剂，分2次服。

12月5日二诊：面部痤疮稍减，其他症状如前，仍口干欲饮，白天尿频，无夜尿，大便可，下肢无力，苔白，脉沉细弦。上方加茜草10g，继服7剂。

12月12日三诊：面部痤疮明显减少，以下颌明显，口干好转，大便溏，日3行，苔白，脉沉细。上方减败酱草15g。

2014年1月9日四诊：痤疮基本消失，脱发减少。患者感叹："前医开方药味多量大，味苦难于下咽，服后不但无效，而且胃不适，引起食欲下降，这次服药少，服后胃口好，疗效亦明显。"

按： 由本案可知，经方治疗面部痤疮的特点是药少而效彰。以经方的理论分析，本案面部痤疮，病灶在皮肤，而病位在里，治用薏苡附子败酱合赤豆当归散。薏苡附子败酱散是治疗皮肤病、疮痈常用之剂，记载于《金匮要略·疮痈肠痈浸淫病脉证并治》第3条："肠痈之为病，其身甲错，腹皮急，按之濡如肿状，腹无积聚，身无热，脉数，此为肠内有痈脓，薏苡附子败酱散主之。"方中主以薏苡仁、败酱草清热、排脓、消肿，治属阳明，稍加附子以振郁滞之气，而利痈脓之排出，因治瘀血痈脓之变。这里去附子，加当归、赤小豆温中养血利湿排脓，有与附子强壮人体功能类似作用，且更利于痤疮的好转。

2. 半夏泻心汤方证

患者，女，27岁，2013年11月4日初诊：面部痤疮2个月，左面颊明显，纳食不规律，大便溏，日1—2行，口干苦，手心热，足凉，既往有月经量少，或前或后，乳腺增生，苔白，脉细。根据症状反应，辨六经为厥阴病，辨方证为半夏泻心加赤豆当归汤证，处方：炙甘草6g，黄芩10g，黄连5g，党参10g，干姜10g，清半夏15g，赤小豆15g，当归10g，大枣4枚。7剂，水煎服，日1剂，分2次服。

11月14日二诊：面部痤疮减轻，手心热好转，大便溏已，日1—2行，晨起口苦，食后胃脘痛，嗳气不多，眠差，夜间多醒，苔白，脉细。上方减黄连3g，加茯苓15g。

11月25日三诊：胃脘痛不明显，大便日1行，痤疮有新起。苔白，脉细。上方加生薏苡仁18g。

12月9日四诊：近3日腰痛甚，无汗出，胃脘痛未作，手心热减，面部有新起痤疮，口干不苦，大便日1—2行，多梦，思睡。苔白，脉细。处以初诊方加桂枝10g，生薏苡仁18g，败酱草15g。

12月23日五诊：面部痤疮减轻，但腰痛不减，大便日2行，口干，苔白腻，脉细。辨六经为太阳太阴阳明合病，辨方证为桂枝加荆防薏苡仁败酱草合赤豆当归汤证：桂枝10g，白芍10g，炙甘草6g，苍术15g，茯苓15g，生薏苡仁18g，荆芥10g，防风10g，败酱草15g，赤小豆15g，当归10g，生姜15g，大枣4枚。7剂，水煎服，日1剂，分2次服。

12月30日六诊：腰痛已，面部痤疮明显减轻，大便日2行，口干，心慌，乳胀微痛，苔白腻，脉细。上方去苍术，加生山药10g。

2014年1月20日七诊：腰痛未作，月经量增，乳房胀已，痤疮消，但饮酒后反复。嘱其巩固治疗，注意饮食规律。

按：此女性患者，根据症状反应，辨六经为厥阴，后辨方证是半夏泻心合赤豆当归汤证。二诊时，根据症状反应变化不大，六经证减轻，但是六经证还是属于厥阴证，辨方证还是属于半夏泻心合赤豆当归汤方证。根据患者的具体病情，把黄连减为3g，因睡眠不好加茯苓15g。三诊时病情有些变化，以湿热明显，因而加生薏苡仁18g。四诊时因近日出现腰痛，即出现表证，故加桂枝10g，生薏苡仁还是用18g，又加败酱草15g。五诊时根据临床表现，重新仔细地辨证。上诊腰痛不见减轻，认为辨证不太确切，没有突出解表。表证明显了，重新辨证是太阳太阴阳明合病。辨方证为桂枝加荆防薏苡仁败酱草合赤豆当归汤方证。六诊时因注重解表，治疗方证对应，不但腰痛好了，而且面部的痤疮也减轻。六经证未变，只是具体的病情有点变化，故去苍术，大便不见好转，认为是里虚寒比较明显，故加山药10g。

通过这一例，可以认识到痤疮的病灶在皮肤表面，而症状反应的病位不是在表，而是在半表半里。初诊的时候，为上热下寒的阴虚寒证，经方认为上热下寒的阴虚寒证就是厥阴病，治疗用清上热、温下寒的方法。因为又见便溏，这样综合起来，辨六经后，辨方证是半夏泻心合赤豆当归汤证，所以这样来治疗，做到方证对应而收效。

半夏泻心汤是记载在《伤寒论》的第149条："伤寒五六日，呕而发热者，柴胡汤证具，而以他药下之，柴胡证仍在者，复与柴胡汤，此虽已下之，不为逆，必蒸蒸而振，却发热汗出而解；若心下满而硬痛者，此为结胸也，大陷胸汤主之；但满而不痛者，此为痞，柴胡不中与之，宜半夏泻心汤。"《金匮要略·呕吐哕下利病脉证治》也记载了半夏泻心汤的适应证。半夏泻心汤的适应证是什么呢？原是小柴胡汤证，因错误的治疗，用下法治疗而出现了心下满而硬痛，导致下寒重、寒饮重，寒饮郁而化热，遂上泛出现了呕，热激动里饮则肠鸣，这样便成为了半夏泻心汤方证，即上热下寒的厥阴证。

赤小豆当归散是记载在《金匮要略·百合狐惑阴阳毒病脉证并治》篇的第13条和《金匮要略·惊悸吐衄下血胸满瘀血病脉证并治》的第16条，仅有这两条记载，治疗"目赤如鸠眼"和"下血，先血后便"。此方温中养血、利湿活血排脓，本例正是上热下寒湿滞血瘀，恰是半夏泻心汤合赤豆当归散的适应证，所以治疗有效。

本案在四诊、五诊症状反应在表，这里回顾、检讨一下治疗经验，有些辨证不太准确，在四诊、五诊时就发现这些问题，对表证没有重视，所以只加了桂枝，疗效不明显。五诊时改用桂枝加荆防汤，明显好转，说明病在六经，证一变，必须重新辨六经、辨方证，才能做到方证对应，治愈疾病。

痤疮与内分泌失调、饮食有关，病程长，多数短期不能治愈，且容易复发，因此在以药物治疗的同时，必须要嘱咐患者注意生活规律，多吃水果和含维生素的食物等。

3. 柴胡桂枝干姜汤合当归芍药散方证

【病案1】患者，女，23岁。

初诊：2013年11月21日，面部痤疮2年，今年加重，月经前加重。前额、面颊、下巴、脖子多发痤疮，月经周期正常，痛经，量少，纳可，睡眠易惊醒，重则伴冷汗，腰酸腹痛，口干不苦，四逆，大便如常，苔白，脉细。辨六经为厥阴太阴合病，辨方证为柴胡桂枝干姜合当归芍药散加赤豆汤证，处方：柴胡 12g，黄芩 10g，花粉 12g，生龙骨 15g，生牡蛎 15g，桂枝 10g，干姜 10g，当归 10g，白芍 10g，川芎 6g，苍术 10g，泽泻 12g，茯苓 12g，炙甘草 6g，赤小豆 15g。

2014 年 1 月 9 日二诊：初诊后未及时服药，近两周连续服药，痤疮明显减轻，四逆明显减轻，仍痛经，量少，口干，苔白，脉细。上方增干姜 15g。

2014 年 1 月 23 日三诊：面部痤疮又减，仍继续治疗。

按：本案与前案都有上热下寒，但本案合并里寒又见血虚水盛明显，六经证为厥阴太阴合病，而辨方证为柴胡桂枝干姜合当归芍药加赤豆汤证。

【病案 2】患者，女，28 岁。

初诊：2013 年 3 月 15 日，面部痤疮 1 年，伴眠差多梦，常左少腹痛（西医查为左附件炎），腰酸，月经如常，但白带多，清稀，每天皆有白带，早晨咯血，咽干苦，食欲差，四逆，大便 2—3 日一行，苔白，脉细。辨六经为厥阴太阴合病，辨方证为柴胡桂枝干姜合当归芍药散证，处方：柴胡 12g，黄芩 10g，天花粉 12g，生龙骨 15g，生牡蛎 15g，桂枝 10g，干姜 10g，当归 10g，白芍 10g，川芎 6g，生白术 18g，泽泻 18g，茯苓 12g，炙甘草 6g。

3 月 22 日二诊：早晨咯血已，喉中痰多，少腹痛已，痤疮未见明显变化，大便每日一行，足汗出多，冷感明显，白带多，服药后腹满，尿频，苔白，脉细弦。上方去茯苓，加生薏苡仁 30g、赤小豆 15g、当归 10g。

3 月 29 日三诊：痤疮如前，早起咯血，鼻塞干痒，喉中有痰，左少腹痛，白带不清稀，大便每日一行，纳差，欲食，苔白，脉细。辨六经为厥阴病，辨方证为甘草泻心加赤豆当归薏苡仁败酱草荆芥炭萆薢汤证，处方：炙甘草 12g，黄芩 10g，黄连 6g，党参 10g，清半夏 15g，干姜 10g，赤小豆 15g，当归 10g，生薏苡仁 18g，败酱草 6g，荆芥炭 6g，川萆薢 10g，大枣 4 枚。

6 月 20 日四诊：痤疮时轻时重，月经如常，白带多清稀，腹痛但无痛经，大便日一行，四逆不明显，咽干，烦躁。治疗仍予初诊方。

12 月 5 日五诊：痤疮减，因高烧 2 天来诊，今日不烧，但仍咽干痛，口苦，恶心，纳差，牙痛，全身痛，胸前拘急，发紧，大便可，右肩下麻紧，汗出恶风，足凉。苔白，脉细弦。辨六经为太阳少阳阳明合病，辨方证为柴胡桂枝加桔梗石膏汤证，处方：柴胡 12g，黄芩 10g，清半夏 15g，党参 10g，炙甘草 6g，桂枝 10g，白芍 10g，生石膏 45g，桔梗 10g，生姜 15g，大枣 4 枚。

2014 年 3 月 6 日六诊：面部痤疮已不明显，干咳 1 周，予半夏厚朴汤治之。

按： 本案特点除见口苦、痤疮、四逆等上热下寒证外，还见大便 2—3 日一行，此即《伤寒论》第 148 条所称的"阳微结"，故用柴胡桂枝干姜汤加生白术 18g、泽泻 18g，之所以用量大，就是针对"阳微结"，经方的方证对应，不只是药味的对应，还必须做到药量的对应，这样临床才能取得好疗效。三诊时据"咯血"等症状反应，辨六经未变，但辨方证为甘草泻心加赤小豆当归薏仁败酱草荆芥炭草薢汤证，当咯血等症状好转后，又改用初诊方。五诊时，因病情变化大，辨六经为太阳少阳阳明合病，辨方证为柴胡桂枝加桔梗生石膏汤证。六诊时，面部痤疮基本治愈。本例治验，说明经方治面部痤疮，不是专病专方，一人一方，而是据症状反应辨证，每个患者在不同的时期出现不同症状，治疗要随证治之。以上 4 例都是女性，都有月经不调，说明面部的痤疮与内分泌失调密切相关，治疗好转也是随着内分泌的调整而好转，因此面部痤疮与湿疹的症状表现多很相似，但面部痤疮的治疗时间长，因调节内分泌系统需要一定的时间。

4. 甘草泻心汤方证

患者，男，51 岁。

初诊：2013 年 11 月 30 日，痤疮 4 年，近又见口糜、眼干，大脚趾、拇指麻木，大便日二行。苔白，脉细。辨六经为厥阴太阴合病，辨方证为甘草泻心加赤豆当归汤证，处方：炙甘草 12g，黄芩 10g，黄连 5g，清半夏 15g，干姜 10g，党参 10g，赤小豆 15g，当归 10g，大枣 4 枚。

12 月 7 日二诊：口糜已，眼干、痤疮减，大脚趾、拇指麻木，大便日二行，苔白，脉细。上方加生薏苡仁 18g。

12 月 21 日三诊：口糜又作，面都痤疮多起，咽痛，鼻干，大便日二行，大脚趾麻木，目干，口唇起皮，四逆，舌淡红有齿痕，苔薄白，脉细弦。上方加桔梗 10g，生石膏 45g。

2014 年 1 月 4 日四诊：咽痛已，口糜已，痤疮减，但有新起，目干已，腹不胀，口干口苦，眼干轻，大便日二行。继续治疗。

按：痤疮不但多发于女性，亦多发于男性，临床症状亦多迁延难愈，治疗病情亦多反复多发，短期不易治愈，须长期服药，并据症状反应调整处方，做到方证对应，才能使内分泌功能得到改善，痤疮消除。本案初诊证属厥阴太阴合病，由于痤疮病程长，症状反应多变，因此所用方剂亦多变，不是一方到底。

5. 大青龙汤方证

患者，男，28 岁。

2014 年 5 月 12 日初诊：3 月来鼻息热，鼻周起痤疮，微痒，咽痛，鼻塞喷嚏，颈几几，多治不效，口唇干，头痛，汗出，便可，苔白，脉细。辨六经为太阳阳明太阴合病，辨方证为大青龙减麻黄加苡仁败酱苍术汤证：麻黄 10g，桂枝 10g，杏仁 10g，炙甘草 6g，桔梗 10g，苍术 15g，生薏苡仁 18g，败酱草 15g，生石膏 45g，生姜 15g，大枣 4 枚。

5 月 19 日二诊：鼻周痤疮已，头痛已，鼻息热已，但夜觉鼻中干痛，咽痛，时有腰痛。继用小柴胡加桔梗石膏汤治之。

按：多数痤疮病程长且治疗时间长，而本案发病时间短，有表证，故以大青龙汤加减而很快治愈。其愈病机理见《伤寒论》第 23 条："太阳病，得之八九日，如疟状，发热恶寒，热多寒少，其人不呕，清便欲自可，一日二三度发。脉微缓者，为欲愈也；脉微而恶寒者，此阴阳俱虚，不可更发汗，更下，更吐也；面色反有热色者，未欲解也，以其不能得小汗出，身必痒，宜桂枝麻黄各半汤。"是说痒为湿在表，用小发汗的方法治之，本案表湿里热并存，故清里热的同时小发汗，表解痤疮亦愈。

6. 柴胡加龙骨牡蛎汤方证

【病案 1】患者，男，30 岁。

初诊：2013 年 9 月 28 日，头面起痤疮，耳鸣，听力下降 2 个月，口干不明显，大便不成形，腹胀。苔白根腻，脉细。辨六经为厥阴太阴合病，辨方证为甘草泻心加赤豆当归汤证，处方：炙甘草 12g，黄芩 10g，黄连 5g，清半夏 15g，干姜 10g，党参 10g，赤小豆 15g，当归 10g，大枣 4 枚。

11 月 1 日二诊：头面痤疮减，其他症状皆减，闻声则心中不适，面热，苔白脉细。上方加桂枝 10g，苍术 10g，茯苓 15g。

11 月 16 日三诊：症状如前，面部痤疮多，大便日二行，腹胀且凉，苔白，脉细滑。一诊方加生石膏 45g。

11 月 30 日四诊：大便好转，仍日二行，痤疮减，但头皮痤疮仍多，耳鸣，腹胀凉。苔白，脉细。二诊方改干姜 5g，炮姜 5g。

12 月 14 日五诊：头面痤疮减，耳鸣无明显变化，口不干，腹胀凉减，大便不畅，晨起或利，苔白，脉细弦。上方去生石膏，加生薏苡仁 30g。

12 月 28 日六诊：头晕，手凉，脚热，耳堵，面部痤疮有新起，腹胀稍减，大便日一行。苔白，脉细。辨六经为太阳少阳阳明太阴合病，辨方证为柴胡龙牡去铅丹大黄加桔梗石膏赤豆当归汤证，处方：柴胡 12g，黄芩 10g，清半夏 15g，党参 10g，桂枝 15g，茯苓 15g，生龙骨 15g，生牡蛎 15g，炙甘草 6g，桔梗 10g，生石膏 45g，赤小豆 15g，当归 10g，生姜 15g，大枣 4 枚。

2014 年 1 月 18 日七诊：头晕不明显，仍热，耳堵减，面部痤疮减，未已，继续治疗。

按：本案初诊时证属厥阴太阴合病，治疗后有一定效果，六诊时因头晕、手凉、脚热、痤疮有新起，表和半表半里证明显，据《伤寒论》第 107 条："伤寒八九日，下之，胸满、烦惊、小便不利、谵语、一身尽重、不可转侧者，柴胡加龙骨牡蛎汤主之。"是说症见胸满，则知柴胡证还未罢。湿热上结，故烦惊而小便不利。胃不和，邪热扰神明故谵语。水气外溢，故一身尽重而不可转侧，治疗应用小柴胡汤和解半表半里，同时利湿清热、安神镇惊，故用柴胡加龙骨牡蛎汤主之。本案与之相似为半表半里证未罢，湿热上结，故痤疮新起、头晕、耳堵。因里热较轻，故用柴胡加龙骨牡蛎汤去大黄、铅丹，因湿滞血瘀，故加赤豆当归生石膏

【病案 2】患者，女，42 岁。

初诊：2014 年 2 月 24 日，面部痤疮 3 年，去年经治疗明显减轻，近 1 月

少有新起，有痛感，痒不明显，咽痛，月经先期 5 日，量少，大便不畅，苔白润，脉细。辨六经为少阳阳明合病，辨方证为小柴胡加桔梗石膏赤豆当归汤证，处方：柴胡 12g，黄芩 10g，清半夏 15g，党参 10g，炙甘草 6g，桔梗 10g，生石膏 45g，赤小豆 15g，当归 10g，生姜 15g，大枣 4 枚。

3 月 22 日二诊：上药服 2 周，咽痛不明显，咽干，面部痤疮减，大便偏干，苔白，脉细弦。上方加生薏苡仁 18g，败酱草 15g。

按：本案实是复诊患者，此是截取两诊记录，说明治疗痤疮依据症状反应，亦常见少阳阳明合病，治用小柴胡加桔梗石膏，疗效显著，亦说明痤疮常反复发作，治疗须一定时日。

8. 四逆散合当归芍药散加桂枝汤证

患者，女，34 岁。

2014 年 3 月 27 日初诊：面部痤疮 1 年，月经先期 2—7 日，经期 8—10 日，口干轻，纳可，易汗出，大便如常，偏溏，耳鸣。舌淡有齿痕，苔白稍腻，脉细弦。辨六经为少阳太阴合病，辨方证为四逆散合当归芍药散加桂枝汤方证，处方：柴胡 12g，枳实 10g，白芍 10g，炙甘草 6g，当归 10g，川芎 6g，茯苓 12g，苍术 10g，泽泻 10g，桂枝 10g。

4 月 3 日二诊：痤疮减，大便好转，左耳鸣，大便好转，顺畅，口干减，手足心热，汗出身热，苔白脉细。上方加生薏苡仁 30g，败酱草 15g，赤小豆 15g。

4 月 10 日三诊：身热，耳鸣减，汗出少，口中和，下颌痤疮有新起，大便偏稀，口干已，手足热，腹胀，耳鸣白天已，夜间仍响，舌淡有齿痕，苔白脉细。上方去桂枝，加桔梗 10g。

4 月 17 日四诊：痤疮减，身热已，月经时间长，量少，口中和，大便如常，仍耳鸣，手足心热已，不痛经，舌淡红，苔白腻，脉细。上方加泽兰 10g。

4 月 24 日五诊：痤疮减，月经至，量少，时期准，口中和，耳鸣未已，苔白脉细。仍予四逆合当归芍药散加苡仁败酱泽兰治之。

按：本案以四逆散合当归芍药散治之有效，虽未观察到底，但看到了阶段性疗效。四逆散记载于《伤寒论》第 318 条："少阴病，四逆，其人或咳，或悸，或小便不利，或腹中痛，或泄利下重者，四逆散主之。"是说热壅气郁，血行受阻因致四逆呈少阳证；当归芍药散记载于《金匮要略·妇人杂病脉证并治》第 17 条："妇人腹中诸疾痛，当归芍药散主之。"是说妇人腹中诸疾痛，多属虚寒痰饮瘀血所致，实际不论妇人男人里虚寒饮，太阴血虚水盛者皆可用之，此面部痤疮不但有少阳证，又有太阴证，其适应证为四逆散合当归芍药散加桂证，故治之而收效。

9. 干姜黄连黄芩人参汤证

患者，女，22 岁。

初诊：2013 年 11 月 19 日，溃疡性结肠炎一年半。2011 年满脸起痤疮，多服寒凉药，于 2012 年出现便血，鼻衄血，服奥沙拉嗪胶囊鼻血止而便血不止，且出现腹胀，便脓血，在山东治疗 1 年未见效，而来京求治。近症：便脓血，脓多血少，一日 2—3 次，口干，不欲饮，口不苦，手脚凉而出汗，脉弦沉滑，舌淡。辨六经为厥阴病，辨方证为干姜黄连黄芩人参减芩加石脂吴萸扁豆汤证，处方：赤石脂 10g，炮姜 6g，干姜 6g，黄连 5g，吴茱萸 10g，党参 10g，炒扁豆 15g。

12 月 1 日二诊：服上方后，大便成形，日 2—3 次，腹胀减，大便血多脓少，四逆，手足心汗出，面部痤疮如前，舌淡苔白脉细。辨六经为厥阴病，辨方证为乌梅丸证：乌梅 10g，黄连 6g，黄芩 6g，当归 10g，党参 10g，川椒 10g，炮姜 10g，桂枝 10g，赤小豆 15g，马齿苋 15g，炮附子 15g。

2014 年 1 月 9 日三诊：上药服 3 周，大便干，日一行，但仍见脓血，血多脓少，继随症治之。2015 年 1 月 18 日带来初诊至今服药记录，面部痤疮明显消退，大便日一行。

按：《伤寒论》第 359 条："伤寒，本自寒下，医复吐下之，寒格，更逆吐下，若食入口即吐者，干姜黄芩黄连人参汤主之。"是说因误治造成上热下寒重证，形成寒格，因下寒甚胃虚极故饮食入口即吐。本患者不但上热重，而且下寒重，寒热错杂日久伤血故见便脓血。因下寒甚故加吴茱萸；因见便脓血，故加赤石脂。

以上列举临床治疗面部痤疮几个验案，说明痤疮治疗不是一方专治，一方到底，而是依据症状反应，辨证论治。痤疮一病，有其发病特点，从近几年临床观察印象是，其发病以半表半里证多见，又以厥阴证多见，当然以合病并病多见。这只是笔者近期观察到的发病规律，对临床治疗仅做参考。正确的治疗，要根据症状反应，先辨六经，继辨方证，做到方证对应治愈痤疮。

（原载于《中华中医药杂志》2016，31（2）：499-503）

第十二节 治愈脑震荡后遗症 1 例

刘某，男，36岁。病历号180051。患者于1988年2月2日由于车祸受伤，当即昏迷不醒，送我院神经外科按"脑外伤"抢救治疗。第三天，患者出现呼吸浅促，且不规则，心率加快，呼之不应。脑CT及胸片示脑外伤颅外血肿，右胸血气胸，左肺挫裂伤，左颞骨骨折，右第二肋骨骨折。经治疗颅外血肿明显吸收好转，右胸腔积液已基本消失，肺已扩张，症状好转。但此后遗有神志错乱，反应迟钝。于1988年3月7日请中医会诊。

症见：神志欠清，反应迟钝，记忆力差，头痛，痛处不移，恶心，口干苦思饮，右胸痛，胸闷，心烦不寐，二便如常。舌质暗，苔黄褐，脉弦细。右胁下压痛明显。

证属瘀血阻滞，治以理气活血通络。

处方：柴胡12g，黄芩10g，枳壳10g，白芍10g，桂枝10g，桃仁10g，半夏20g，牡丹皮10g，生姜10g，大枣4g，茯苓12g，熟大黄6g，生石膏45g，炙甘草6g，蟅虫6g。每日一剂，水煎服。

服药三剂，胸闷胸痛好转，头痛心烦减轻，恶心消失，饮食增加。

服药至第14剂时，神志转清，反应灵活，记忆力恢复正常，头痛大减。口干苦，心烦不寐等症状消失，胸痛胸闷逐渐消失。

上方又加川椒目、葶苈子、防己，服药至28剂时，自觉无不适。

按：本病例症状复杂，病情严重。我们在治疗时抓住了主要病机，即《伤寒论》"其人喜忘者，必有蓄血。所以然者，本有久瘀血，故令喜忘"。治疗用祛瘀理气之法，以大柴胡汤疏肝理气并泄郁热，用桂枝茯苓丸加䗪虫等活血祛瘀之品祛除瘀血，使气血流畅如常，故使病愈。

（原载于《中医杂志》1988（10）：31）